U0266215

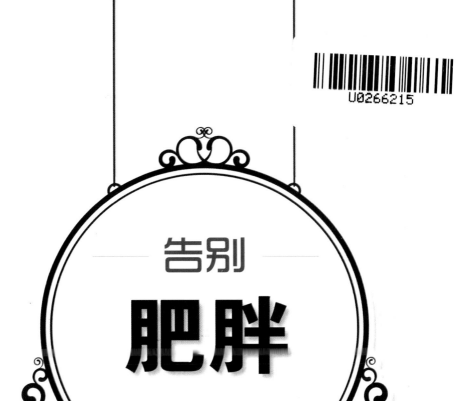

告别

肥胖

饮食+理疗+中医调养

赵春杰　主编

华龄出版社
HUALING PRESS

责任编辑：郑建军

责任印制：李未圻

图书在版编目（CIP）数据

告别肥胖 / 赵春杰主编 . -- 北京 ： 华龄出版社，
2020.1

ISBN 978-7-5169-1497-7

Ⅰ．①告… Ⅱ．①赵… Ⅲ．①肥胖病—养生（中医）
Ⅳ．①R259.892

中国版本图书馆 CIP 数据核字（2019）第 249444 号

书　　名：告别肥胖

作　　者：赵春杰

出 版 人：胡福君

出版发行：华龄出版社

地　　址：北京市东城区安定门外大街甲 57 号　　邮　　编：100011

电　　话：010-58122246　　　　　　　　　传　　真：010-84049572

网　　址：http://www.hualingpress.com

印　　刷：德富泰（唐山）印务有限公司

版　　次：2020 年 1 月第 1 版　　2020 年 1 月第 1 次印刷

开　　本：710×1000　　1/16　　　　　　印　　张：14

字　　数：200 千字

定　　价：68.00 元

版权所有　翻印必究

本书如有破损、缺页、装订错误，请与本社联系调换

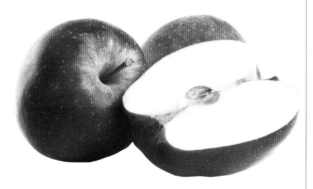

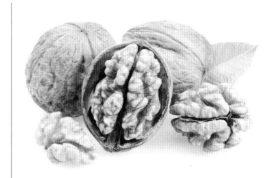

第三章 妙药奇方——
中药中医瘦身效果棒

一、小小药材，瘦身厉害

二、本草里的瘦身妙方

肥胖症的辨证分型

肥胖症的治疗大法
化湿法

祛痰法

利水法

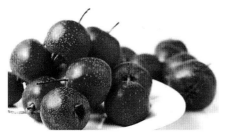

第四章　小穴位——减肥瘦身快又好

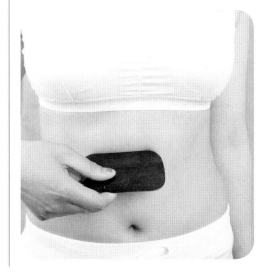

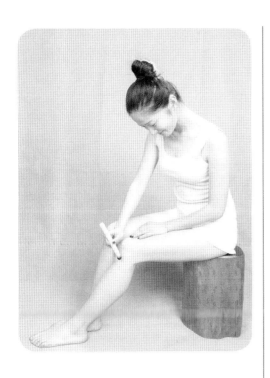

第五章　辨症理疗——体验传统疗法的神奇

胃肠积热型（结实肥胖）

肝郁气滞型（腰腹肥胖）

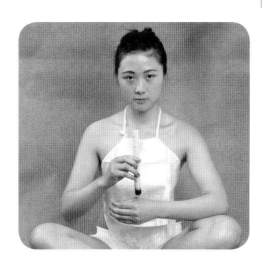

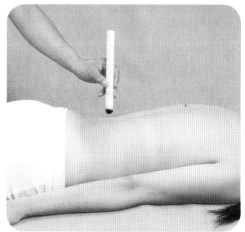

第一章

胖一分，病缠身——
减肥从认识肥胖开始

一、什么是肥胖

很多人认为，肥胖只不过是体重超标、脂肪过多，但事实并非如此。人们常常了解和看到的多是肥胖者一副体态臃肿的表象，而对于肥胖给身体内部带来的那些看不到、摸不着的损害并不完全了解。肥胖不仅仅使身体形态发生改变而影响美观，更严重的是它打乱了我们身体内部的代谢环境，使原有的和谐有序的状态变得杂乱无章，最终导致多种慢性疾病发生而危害健康甚至生命。

世界卫生组织（WHO）认为，肥胖是人体过剩的热量转化为多余脂肪并积聚在体内的一种状态。人体脂肪堆积过多，超出正常比例，会使人的健康、形体和正常生活受到影响，因此，肥胖是脂肪过多的一种慢性疾病。

从综合诱发肥胖的各种因素来看，肥胖实质上是人体由于各种原因导致热量摄入超过消耗，即热量"收大于支"，多余热量便转化为脂肪囤积于体内，使体内脂肪细胞增殖（对儿童而言）或体积增大（对成年人而言），进而导致体重超标，影响形体美观和身体健康。

需要强调的是，肥胖并不是一种单纯的体态上的变化，而是一种真正意义上的疾病，一种能促使多种慢性疾病发生的疾病。早在1948年，世界卫生组织（WHO）就已经把肥胖正式列进了疾病分类的名单当中。

二、判断是否肥胖的标准

一般用来衡量肥胖的指标及标准主要有以下几种：

体重指数（BMI）法

BMI指数（即身体质量指数，简称体质指数又称体重，英文为 Body Mass Index，简称BMI），是目前国际上常用的衡量人体胖瘦程度以及是否健康的一个标准。主要用于统计用途，当我们需要比较及分析一个人的体重对于不同身高的人所带来的健康影响时，BMI值是一个中立而可靠的指标。

$$体重指数（BMI）=体重（千克）÷身高（米）^2$$

BMI是与体内脂肪总量密切相关的指标，该指标考虑了体重和身高两个因素。BMI简单、实用、可反映全身性超重和肥胖。在测量身体因超重而面临心脏病、高血压等风险时，比单纯的以体重来认定，更具准确性。

例如：一个人的身高为1.75米，体重为68千克，他的BMI=68千克/(1.75米^2)=22.2（千克/米^2）当BMI指数为18.5～23.9千克/米^{2}时属正常。

根据这一标准，当BMI≥25.0千克/米^{2}属体重过（超）重；BMI在25.0～29.9千克/米^{2}之间为预胖（临界）型肥胖；体重指数≥30千克/米^2

为肥胖。肥胖又分为三个级别：BMI 在 30 ~ 34.9 千克 / 米² 之间称为 I 级肥胖；BMI 在 35.0 ~ 39.9 千克 / 米² 称为 II 级肥胖；BMI ≥ 40 千克 / 米² 为 III 级肥胖。

根据世界卫生组织定下的标准，亚洲人的 BMI（体重指标 BodyMassIndex）若高于 22.9 便属于过重。亚洲人和欧美人属于不同人种，WHO 的标准不是非常适合中国人的情况，为此制定了中国参考标准，如下表。

WHO、亚洲和中国的体重标准及相关疾病发病危险性

	WHO 标准（千克 / 米²）	亚洲标准（千克 / 米²）	中国标准（千克 / 米²）	相关疾病发病危险性
偏瘦	< 18.5			低（但其它疾病危险性增加）
正常	18.5 ~ 24.9	18.5 ~ 22.9	18.5 ~ 23.9	平均水平
超重	≥ 25	≥ 23	≥ 24	
偏胖	25.0 ~ 29.9	23 ~ 24.9	24 ~ 27.9	增加
肥胖	30.0 ~ 34.9	25 ~ 29.9	≥ 28	中度增加
重度肥胖	35.0 ~ 39.9	≥ 30	—	严重增加
极重度肥胖	≥ 40.0			非常严重增加

◆ 腰围（WC）法

腰围是反映脂肪总量和脂肪分布的综合指标，常用来衡量腹部肥胖程度，特别是对于那些体重指数虽然正常，但腹部脂肪多的人。腰围超标可以作为独立诊断肥胖的指标，也就是说，只要你的腰围超过正常标准，即使你的体重正常，也一样被视为肥胖。

身高腰围指数 =（腰围 / 身高）× 100：亚洲男性平均为 42.79 厘米，亚洲女性平均为 41.34 厘米；欧美男性平均为 47.84 厘米，欧美女性平均为 44.53 厘米。

专家们指出，当一个人腰围超过 63.5 厘米时，可以认定其体重超重，健康可能会出现问题。此时应提高警惕，避免肥胖症的发生。当腰围达 76 厘米或以上时，可以判断这个人已经发生肥胖。当男性腰围达 102 厘米或以上时，女性腰围达 89 厘米或以上时，可以诊断为中、重度肥胖。

专家们建议，肥胖者每天最少应运动 30 分钟以上，健康的减肥速度是每周减少 0.5 ~ 1 千克体重。绝大多数的肥胖者只要将体重减轻 10%，健康状态就会有较大的改善。

至于此方法是否同样适用于东方民族，目前尚未得到进一步验证，大家只需了解一下就可以了。

腰臀比（WHR）法

腰围与臀围长之比（WHR）也是检测肥胖的指标。腰臀比作为评价肥胖的方法源自国外，评价标准的制定基于对白种人调查的数据，当腰臀围长之比（WHR）男性大于 0.9，女性大于 0.8，就可视为"中心型肥胖"，亦即"腹型肥胖"。

关于腰围、臀围的测量部位，目前还没有完全标准化。比较常用的方法有以下两种：

（1）在清晨未进食条件下，保持直立体位，用力将肺中的空气呼出后屏气进行测量。腰围的水平位置为脐线（UMB），臀围为臀部的最高点。

（2）中华医学会糖尿病学会在糖尿病流行病调查方案中提出的腰围测量点是自肋骨下缘和髂嵴连线中点（ABAB），臀围则自股骨大粗隆水平进行测量。

腰臀比 = 腰围 / 臀围：亚洲男性平均为 0.81，亚洲女性平均为 0.73；欧美男性平均为 0.85，欧美女性平均为 0.75。

第一种测量方法比较简便，患者很容易理解，在临床上使用得最多。第二种方法则往往需要先请医生告诉患者具体的部位后才能进行测量。

我国流行病学调查资料显示，作为人体测量学指标，在估计肥胖程度上，"BMI 法"和"腰围法"比"腰臀比法"更为实用。

我国肥胖者大多以腹型肥胖为主，即使体重指数正常，但腰围及腰、臀围之比大于正常者仍属肥胖，对健康危害仍大。其危害程度依次为：苹果型、梨型、均匀型。坊间常说："腰带越长，寿命越短。"

关注腰臀比例，能让你随时了解自己的健康状态，还可以给自己建立一个警戒线，是个很有效的健康指标。一旦腰臀比例过大，也就意味着健康风险的加大。糖尿病、高血压就会很容易找上门来；对于男人来说，还更容易患上心脏病。

腰围与身高比计算法

日本虎之门医院研究小组公布了一个简单计算肥胖程度的新指标。根据这一标准，腰围和身高比在 0.5 以上者易患一些常见病。

这一标准是根据虎之门医院就医的 8500 名病人实际情况制定的。医生们对病人腰围和身高逐个测量，然后在进行综合数据分析。结果发现：腰围和身高比超过 0.5 以上，高血糖患者为 10.5%，高血脂患者为 25.1%；腰围和身高比低于 0.5，高血糖患者为 5.9%，高血脂患者为 13.4%。专家指出，这些标准对那些腹部肥胖，使用正常标准不太适用者最为有效，而且计算方法简单，便于普及。

简易计算法

成人标准体重：男性 = [身高（厘米） － 80]×0.7（千克）

女性 = [身高（厘米） － 70]×0.6（千克）

儿童标准体重：年龄 ×2 + 8（千克）

标准体重 ±10% 属于正常范围；超重 20% 属轻度肥胖；超重 50% 属重度肥胖。

精确计算法

长江流域以北的"北方人"：

标准体重（千克）= [身高（厘米）－150]×0.6 + 50

长江流域以南的"南方人"：

理想体重（千克）= [身高（厘米）－150]×0.6 + 48

体重大于标准体重 30% ~ 50% 者为中度肥胖；

体重大于标准体重 50% 者为重度肥胖。

标准体重计算法

标准体重也叫理想体重，简易的标准体重计算方法为：

标准体重（千克）≈ 身高（厘米）－105

如果身高在 155 厘米 ~ 165 厘米，应减去 100；身高在 166 ~ 175 厘米，应减去 105；身高在 176 ~ 185 厘米，应减去 110。例如身高 160 厘米，减去 100，标准体重应是 60 千克；身高 170 厘米，减去 105，标准体重应是 65 千克。

用实测体重与标准体重进行比较，若实测体重高于标准体重的 10.0% ~ 19.9% 为超重；20.0% ~ 29.9% 为轻度肥胖；30.0% ~ 49.9% 为中度肥胖；50% 以上为重度肥胖。

假如你的身高是 175 厘米，实际体重是 85 千克，则标准体重 = 175 － 105 = 70（千克）

85 ÷ 70 × 100% = 121%

实际体重超过标准体重的 21%，所以体型属于轻度肥胖。

标准身材对照表

身高（cm）	体重（kg）	胸围（cm）	腰围（cm）	臀围（cm）	大腿腿围（cm）
150	43	B80	W55	H83	T46
152	44	B81	W56	H84	T46.5
154	45	B82	W57	H85	T47
156	46	B83	W58	H86	T47.5
158	47	B84	W59	H87	T48
160	48	B85	W60	H88	T48.5
162	50	B86	W61	H89	T49
164	52	B87	W62	H90	T49.5
166	53	B88	W62	H91	T50
168	54	B89	W63	H92	T50.5
170	55	B90	W63	H93	T51

标准体重指数法

人体标准体重的指数是22。

标准体重（千克）＝身高（米）^{2}×22

例如，一个人的身高为1.70米，那么其标准体重＝（1.70）^{2}×22＝63.58千克。

若实测体重大于标准体重，则属于超重或肥胖。

肥胖指数百分比计算法

肥胖指数百分比＝（实际体重－标准体重）÷标准体重×100%

指数百分比在±5%之内均为正常体重

指数百分比在5%～10%之内为超重

指数百分比在10%～25%之内为轻度肥胖

指数百分比在25%～40%之内为中度肥胖

指数百分比在40%以上为重度肥胖

指数百分比在－5%～－20%之内为消瘦

指数百分比在20%以下为重度消瘦

脂肪百分比计算法

皮下脂肪是人体最大的脂肪库之一，它的厚度与机体的肥胖程度大致平行。匀称型肥胖患者皮下脂肪厚度可以在一定程度上反映机体脂肪含量

的多少。因此，皮下脂肪厚度测定可以用来作为判断患者体内是否有脂肪堆积，以及是否发生肥胖的一种简便方法，同样也是诊断肥胖症的重要依据之一。

对于非匀称型和局部肥胖型患者，皮下脂肪厚度的测量也可以作为判断有无脂肪堆积的依据，帮助肥胖症的诊断。

利用脂肪分析仪，测量出体内脂肪的比例，便可知身体脂肪含量是否过高。按体内脂肪的百分比计算，男性超过25%，女性超过30%，就可诊断为肥胖。

三、肥胖的类型

肥胖有多种不同的分类方式，按照患者有无明显的内分泌与代谢性疾病的病因，可以将其分为：单纯性肥胖、继发性肥胖和药源性肥胖。

单纯性肥胖

肥胖是临床上的主要表现，无明显神经、内分泌系统形态和功能改变，但伴有脂肪、糖代谢调节过程障碍。此类肥胖最为常见。

◆ 体质性肥胖

是由于脂肪细胞增生所致，与25岁以前营养过度有关。多半有家族性遗传历史。超重的儿童通常成为超重的成人。据报告，0～13岁时超重者中，

到 31 岁时有 42% 的女性及 18% 的男性成为肥胖症患者。在胎儿期第 30 周至出生后 1 岁半，脂肪细胞有个一极为活跃的增殖期，称"敏感期"。在此期如营养过度，就可导致脂肪细胞增多。故儿童期特别是 10 岁以内，保持正常体重甚为重要。

◆ **营养性肥胖**

亦称获得性（外源性）肥胖，多由于 20～25 岁以后营养过度，摄取热量超过机体各种新陈代谢活动过程所需要；或由于体力活动过少或因某种原因需较长期卧床休息，热量消耗少而引起肥胖。该类型肥胖主要是脂肪细胞肥大和脂肪细胞增生所致。体质性肥胖，也可再发生获得性肥胖，而成为混合型。

以上两种肥胖，统称为单纯性肥胖，特别是城市里 20～30 岁妇女多见，中年以后男、女也有自发性肥胖倾向，绝经期妇女更易发生。

水、钠潴留性肥胖

亦称特发性浮肿。此型肥胖多见于生殖及更年期女性。其发生可能与雌激素增加所致毛细血管通透性增高、醛固酮分泌增加及静脉回流减慢等因素有关。脂肪分布不均匀，以小腿、股、臀、腹部及乳房为主。体重增加迅速，与体位有密切关系，劳累和立位体重增加，休息及平卧后减轻。早晚体重变化正常人为 0.4 千克，本病患者早晚体重变化在 1 千克以上。该病浮肿变化往往呈周期性，晨起面、眼睑浮肿，起床后活动，下肢、躯干逐渐浮肿，到晚餐前体重较早饭前增加 1.2～4.5 千克，平均 2.4±0.7 千克。立卧位水试验表明患者有水、钠潴留。

继发性肥胖

是以某种疾病为原发病的症状性肥胖。临床上少见或罕见，仅占肥胖患者中的 5% 以下。

◆ **间脑性肥胖**

主要包括下丘脑综合征及肥胖生殖无能症。

下丘脑综合征：可由下丘脑本身病变或垂体病变影响下丘脑，或中脑、第三脑室病变引起。病变性质可为炎症、肿瘤、损伤等。部分患者原因不明，主要表现为中枢神经症状、自主神经和内分泌代谢功能障碍。因下丘脑食欲中枢损害致食欲异常，如多食，而致肥胖。下丘脑释放激素分泌异常导致靶腺功能紊乱，如性功能异常或性早熟，甲状腺功能异常，肾上腺皮质功能亢进，闭经泌乳，尿崩症等各种表现。神经系统障碍可有嗜睡或失眠、发作性睡病、深睡眠症或发作性嗜睡强食症；发热或体温过低；过度兴奋、哭笑无常、幻觉及激怒等精神障碍；间脑性癫痫；多汗或汗闭；手足发绀；

括约肌功能障碍。智力发育不全或减退。

肥胖性生殖无能症：由垂体及柄部病变引起，部分影响下丘脑功能，发育前患儿其肥胖以颌下、颈、髋部及大腿上部及腹部等为著；上肢也胖，手指长而逐渐尖削，但丰满多脂肪；男孩常有乳房肥大，外生殖器小，部分下陷于壅起的脂肪中，则更形缩小，骨骼发育较迟，可并发尿崩症。如发病于发育后，则第二性征发育不良，少年发病者生殖器不发育、智力迟钝。须与少年体质性肥胖伴性发育延迟鉴别。后者脂肪分布均匀，无神经系统器质性病变，智力正常，性器官最终发育完全。成人发生本病时，则可有性功能丧失，精子缺乏，停经不育等表现。

垂体性肥胖

垂体前叶分泌 ACTH 细胞瘤，分泌过多的 ACTH，使双侧肾上腺皮质增生，产生过多的皮质醇，导致向心性肥胖，称为柯兴综合征。垂体分泌其他激素的肿瘤，因瘤体增大压迫瘤外组织，可产生继发性性腺、甲状腺功能低下，导致肥胖。除肥胖外，常有垂体周围组织压迫症状，如头痛、视力障碍及视野缺损。影像学检查可发现蝶鞍改变。

◆ 甲状腺性肥胖

见于甲状腺功能减退症患者。较之肥胖更为明显的症状有面容臃肿，皮肤呈苍白色，乏力、脱发，反应迟钝，表情淡漠。血清 T3、T4 减低，TSH 增高，TRH 兴奋试验反应增强。

◆ 肾上腺性肥胖

常见于肾上腺皮质腺瘤或腺癌，自主分泌过多的皮质醇，引起继发性肥胖，称为柯兴综合征。特点是向心性肥胖、满月脸、水牛背、多血质外貌、皮肤紫纹、高血压及糖耐量减退或糖尿病。血、尿皮质醇增高，ACTH 降低。影像学检查示肾上腺肿瘤。

◆ 胰岛性肥胖

常见于轻型Ⅱ型糖尿病早期，胰岛 β 细胞瘤及功能性自发性低血糖症。常因多食而肥胖。

胰岛 β 细胞瘤主要由于胰岛素分泌过多。反复发作低血糖，空腹血糖低于 2.8 毫摩尔／升（50 毫克／分升），注射或口服葡萄糖后迅速好转。

自发性功能性低血糖症属反应性（即餐后）低血糖症，由于自主神经不平衡儿以述走神经兴奋性偏高所致，多见于中年女性，往往发生于某些精神刺激后，一般见于餐后约 3 小时，感觉饥饿、心慌、软弱、出汗、焦虑紧张、脸色苍白、心动过速、血压偏高、震颤、黑矇等。脑缺糖症状少见，偶有昏厥。每次发作历时 15～20 分钟。

一般可自行恢复或稍进食而症状消失。由于善饥多食，故体征往往只有肥胖。糖耐量试验第 3 ~ 4 小时反应性低血糖，第 4 ~ 5 小时血糖恢复正常，而胰岛 β 细胞瘤则 4 ~ 5 小时仍低。禁食试验有助于两者鉴别。本病可历时 10 ~ 20 年，而无恶化征象。

糖尿病者有多尿、多饮、多食等，空腹血糖 ≥ 7.8 毫摩尔 / 升（140 毫克 / 分升），或 75 葡萄糖口服法糖耐量试验 2 小时血糖 ≥ 11 毫摩尔 / 升（200 毫克 / 分升）。

◆ 性腺功能减退性肥胖

多见于女子绝经后及男子睾丸发育不良等情况。大部分是由于性腺功能减退而致肥胖。男性去势后或女性绝经期后之肥胖，即属此类。男性性功能低下肥胖一般不如女性绝经期发胖显著。性腺性肥胖全身脂肪积聚较匀称，以胸腹、股、背部为明显。可伴高血压、紫纹、糖耐量曲线减低。24 小时尿 17-羟或 17 - 酮持续偏高，地塞米松抑制试验常为阳性。尿中促性腺激素增高。少部分属于 STein - eventha（斯坦因 - 利文撒尔）综合征，其特点是肥胖、闭经、无排卵、不孕、男性化、多囊卵巢。其无男性化者称多囊卵巢（PCO）。卵巢分泌雄激素亢进，尿 17 酮增多，血睾酮增高，LH 增高，FSH 正常或减低。LHRH 兴奋试验反应过强。

◆ 先天性异常性肥胖

个体表现型为女性，原发性闭经，生殖器官幼稚，身材矮小，智力减退，蹼颈，肘外翻，第四掌骨短小。血雌激素水平低，LH 及 FSH 增高，性染色体核型多为 XO。

◆ 先天性睾丸发育不全症

男性原发性性腺功能减低，类无睾体型（身材偏高、四肢长、指距大于身长、耻骨联合到地面距离大于身高的 1/2），第二性征不发育，生殖器幼儿型，男子乳房女性化、血睾酮低水平、LH 及 FSH 增高、性染色体多为 XXY。

◆ Laurence-Moun-Biedl综合征

有肥胖、智力低下、色素性视网膜炎、多指（趾）畸形、并指（趾）畸形、生殖器官发育不全六主征。尿 17 - 酮、血 LH 低于正常。氯萗酚兴奋试验无反应。LHRH 兴奋试验一次或多次注射有 LH 增高反应。

◆ 糖原累积病Ⅰ型

患儿呈肥胖体态，面部及躯干部皮下脂肪尤为丰富。尚有发育迟缓、身材矮小呈侏儒状态；低血糖，可达 0.56 毫摩尔 / 升，（10 毫克 / 分升）；肝肾增大；肌肉无力；高脂血症；高乳酸血症及酮血症。本症系隐性遗传性疾病。

◆ 颅骨内板增生症

主要表现为肥胖、头痛、颅骨内板增生、男性化、精神障碍。肥胖以躯干及四肢近端较明显。颅骨 X 线示有额骨及（或）其他颅骨内板增生。患者几全属女性，症状大多数出现于绝经期之后。

此下为其他类型：

◆ 痛性肥胖

亦称神经性脂肪过多症。病因不明。妇女多发，且出现于绝经期之后，常有停经过早、性功能减退等症状。临床表现在肥胖的基础上出现多发的痛性脂肪结节或痛性脂肪块。脂肪多沉积于躯干、颈部、腋部、腰及臂部。早期脂肪结节柔软，晚期变硬。随着脂肪结节不断增大，疼痛随之加重并出现麻木无力、出汗障碍等症状。临床疼痛为针刺样或刀割样剧痛，呈阵发性或持续性，沿神经干可有压痛。常有关节痛。可有精神症状，如抑郁、智力减退等。

◆ 进行性脂肪萎缩症

本病患者上半身皮下脂肪呈进行性萎缩，下半身皮下脂肪正常或异常增加。亦有下半身脂肪萎缩，上半身脂肪沉积。可伴有甲亢、肝脾肿大、肌肉肥大、高脂血症、糖尿病等。

◆ 药源性肥胖

临床上有时为了治疗疾病的需要，医生可能会给患者长期使用某些药物，有时稍有不慎很容易导致患者发生肥胖。比如，应用肾上腺皮质激素类药物（如泼尼松、地塞米松、氢化可的松等）治疗过敏性疾病、类风湿性关节炎、支气管哮喘等病症时，也可使患者身体发胖；治疗精神病的吩噻嗪类药物，也能使患者产生性机能障碍及肥胖。这类肥胖患者约占肥胖病的 2% 左右。一般来说，当患者停止使用这类药物后，肥胖情况可自行消失。但遗憾的是，有些人竟然因此发展成为"顽固性肥胖"患者。也有人将药源性肥胖归入继发性肥胖的范围。

四、各类肥胖的具体表现

轻型肥胖病者多无不良反应。中重度肥胖者可出现下肢沉重感，活动时气促，体力劳动易疲倦，弯腰前屈困难，腰、腿痛，怕热多汗，皮肤皱褶糜烂，嗜睡酣眠，多食善饥，喜食零食，糖果糕点甜食，如不及时进食即感心悸、冷汗、手颤，以及月经稀少甚至闭经不育。

单纯性肥胖较轻者没有明显症状。中、重度肥胖可出现乏力、怕热、出汗、动则气短心悸、便秘、性机能减退、女性伴有月经不调等症状；部分病人由于内分泌功能失调而浮肿，也可因为脂肪过多或活动减少，下肢血液、淋巴液回流受阻而引起浮肿。

肥胖者胸腹部脂肪过度堆积，呼吸时胸廓活动受限；又由于腹壁、大网膜、肠系膜中也有大量脂肪堆积，可使膈肌抬高，胸腔容积变小致使肺活量减低，同时影响心脏舒张功能，表现为心慌、气促。此外，心脏周围大量脂肪组织及心脏内脂肪沉积，会降低心脏功能。由于大量脂肪体内堆积，更增加心脏负担，致使患者对运动耐力大大降低，不能胜任体力劳动及体育运动，甚至影响日常生活，出现动则气喘以及心慌、出汗、头晕等症状。

儿童肥胖者，运动不灵活，不愿参加活动，动则出汗、心慌、气短。此外，抵抗力会降低，易患呼吸道疾病，部分患儿伴有高血压、高脂血症等。

五、肥胖的病因

人类肥胖的病因迄今尚未阐明，有若干因素需要考虑，如遗传、神经系统、饮食生活习惯、代谢紊乱。特别是能量供需失调，以及内分泌调节功能失常等。具体发病机制是一致的，即饮食获得的能量多于机体消耗量，形成过剩，过剩的能量以脂肪形式储存于机体，脂肪组织增多，形成肥胖。

遗传因素

人类单纯性肥胖的发病有一定的遗传背景。有研究认为，双亲中一方为肥胖，其子女肥胖率约为50%；双亲中双方均为肥胖，其子女肥胖率上升至80%。同卵孪生儿在同一环境成长，其体重近似；即使在不同环境成长，其体重差别也小于异卵孪生子之间的差别。肥胖患者不但肥胖具有遗传性，而且脂肪分布的部位及骨骼状态也有遗传性。肥胖的遗传倾向还表现在脂肪细胞数目和（或）细胞体积增大。

人类肥胖一般认为属多基因遗传，遗传在其发病中起着一个易发的作用。肥胖的形成还与生活行为方式、摄食行为、嗜好、气候以及社会心理因素相互作用有关。

神经精神因素

人类和多种动物的下丘脑中存在着两对与摄食行为有关的神经核。一对为腹对侧核，又称饱中枢；另一对为腹外侧核，又称饥中枢。饱中枢兴奋时有饱感而拒食，破坏时则食欲大增；饥中枢兴奋时食欲旺盛，破坏时则厌食拒食。二者相互调节，相互制约，在生理条件下处于动态平衡状态，使食欲调节于正常范围而维持正常体重。当下丘脑发生病变时，不论是炎症的后遗症（如脑膜炎、脑炎后），还是发生创伤、肿瘤及其他病理变化，如果腹内侧核破坏，则腹外侧核功能相对亢进而贪食无厌，引起肥胖。反之，当腹外侧核破坏，则腹内侧核功能相对亢进而厌食，引起消瘦。

内分泌因素

许多激素如甲状腺素、胰岛素、糖皮质激素等可调节摄食，因此推想这些激素可能参与了单纯性肥胖的发病机制。肥胖者对胰岛素抵抗而导致高胰岛素血症，而高胰岛素血症可使胰岛素受体降调节而增加胰岛素抵抗，从而形成恶性循环。胰岛素分泌增多，可刺激摄食增多，同时抑制脂肪分解，因此引起体内脂肪堆积。性激素在单纯性肥胖发病机制中可能起作用。

进食过多可通过对小肠的刺激产生过多的肠抑胃肽（克 IP），克 IP 刺激胰岛 β 细胞释放胰岛素。在垂体功能低下，特别是生长激素减少、促性腺及促甲状腺激素减少引起的性腺、甲状腺功能低下的情况下可发生特殊类型的肥胖症，可能与脂肪动员减少，合成相对增多有关。临床上肥胖以女性为多，特别是经产妇或经绝期妇女或口服女性避孕药者易发生，提示雌激素与脂肪合成代谢有关。肾上腺皮质功能亢进时，皮质醇分泌增多，促进糖原异生，血糖增高，刺激胰岛素分泌增多，于是脂肪合成增多，而皮质醇促进脂肪分解。

褐色脂肪组织异常

褐色脂肪组织是近几年来才被发现的一种脂肪组织，与主要分布于皮下及内脏周围的白色脂肪组织相对应。褐色脂肪组织分布范围有限，仅分布于肩胛间、颈背部、腋窝部、纵隔及肾周围，其组织外观呈浅褐色，细胞体积变化相对较小。白色脂肪组织是一种贮能形式，机体将过剩的能量以中性脂肪形式贮藏于间，机体需能时，脂肪细胞内中性脂肪水解动用。白色脂肪细胞体积随释能和贮能变化较人。褐色脂肪组织在功能上是一种产热器官，即当机体摄食或受寒冷刺激时，褐色脂肪细胞内脂肪燃烧，从而决定机体的能量代谢水平。以上两种情况分别称之为摄食诱导产热和寒冷诱导产热。当然，此特殊蛋白质的功能又受多种因素的影响。由此可见，褐色脂肪组织这一产热组织直接参与体内热量的总调节，将体内多余热量向体外散发，使机体能量代谢趋于平衡。

饮食、生活习惯及社会环境因素

肥胖者往往有饮食增多史，食量较大，喜食甜食或每餐中间加食引起能量过剩。在同等热量情况下，有睡前进食及晚餐多食的习惯。体力活动过少或因骨折、结核、肝炎或其他原因而卧床休息，热量消耗少而引起肥胖。尤其人到中年以后，体力劳动量逐渐下降，常常脂肪壅存在腹部与臀部。大部分人停止有规律的运动以后即发展成肥胖。此外肥胖者之能量消耗与正常人有明显差别，休息及轻微活动时动用能量较正常人少；同样饮食情况下合成代谢较正常人亢进；基础代谢率相对较低，造成能量消耗较少，引起肥胖。

社会环境改变和肥胖发生有一定关系。中华人民共和国成立前，由于生活水平低，人们肥胖发生率很低。新中国成立后，尤其是改革开放以来，随着生活改善，肥胖发生率急剧增加。家庭教育与儿童肥胖有关。研究发现独生子女或家中最小子女容易肥胖。主要原因是错误认为婴儿喂养越胖越好，小孩从哺乳期就营养过度；过分溺爱，养成不良习惯，如零食尤其是糖果甜食太多；增加不必要的营养药物，刺激食欲，增大食量；缺乏必要的体育锻炼。现已公认儿童营养过度是造成儿童及成年后肥胖的主要原因。

总之，肥胖的病因是多方面的，如遗传倾向、饮食习惯，体力活动减少及精神因素等，都是重要原因。

六、肥胖的危害

从现代医学的角度来说，肥胖并不是福，而是祸。肥胖至少有以下几个"祸点"。第一，造成体态笨重，活动不便，心理障碍；第二，衣食住行花费增加；第三，带来种种致命性的疾病，甚至造成早亡。其中，肥胖最多的危害是可导致一系列严重的并发症，比如高血压病、糖尿病、血脂紊乱、冠心病、恶性肿瘤等，这些疾病都是人类健康的主要杀手。

总的来说，肥胖本身并不致命，但由肥胖所带来的、容易并发的糖尿病、冠心病、高血压等却真正会减少寿命。因此，我们既反对盲目减肥，也不提倡"养膘蓄脂"，而应当尽力使肥瘦适中。也就是说，要根据自己的具体情况推算出自己的理想体重，然后通过饮食、运动等措施，将自己的体重控制在理想范围，才能保证有一个健康的体魄，也才能真正地健康长寿。

导致血脂异常

肥胖者，特别是腹型肥胖者比普通人更容易表现为高胆固醇血症、高甘油三酯血症、低密度脂蛋白和极低密度脂蛋白异常升高，而高密度脂蛋白反而降低。肥胖者容易患高脂血症的原因目前还不十分清楚，可能的原因有如下几点：一是进食脂肪多；二是体内脂肪储存多；三是高胰岛素血症可增高血脂；四是血脂的清除有问题。

增加脑血管病变

肥胖者容易患高血压、血脂紊乱及糖尿病，而有高血压、血脂紊乱和糖尿病的肥胖者，大脑更容易出问题。首先，这种人容易发生大脑动脉粥样硬化，他们的大脑血管又硬又脆，容易在高血压的作用下发生破裂，引起危险的脑出血，甚至危及生命。其次，肥胖者血液中的组织纤溶激活抑制因子也比普通人高，这种因子使血栓一旦生成，就难以溶解，所以肥胖者容易发生脑血栓，也就是脑梗死。

增加患高血压的概率

肥胖与高血压密切相关。在40～50岁的肥胖者中，高血压的发生概率要比非肥胖者高50%。一个中度肥胖的人，发生高血压的机会是体重正常者的5倍多，是轻度肥胖者的2倍多。

增加心脏负荷

有人发现，肥胖者心绞痛和猝死的发生率提高了4倍。这说明肥胖肯定会增加心脏的负担，造成心脏损害。正常人体的心脏就像一个水泵，不停地收缩和舒张，维持着血液的循环流动。肥胖者由于血液中储存了过多的脂肪，所以血液总量也相应地增加了很多，心脏就会相应地增加收缩的力量。当心脏不堪重负时，它就无法再有效地泵血，就造成血液积聚在心血管系统的状态，重者甚至出现明显的心功能衰竭。

导致脂肪肝

大约有一半的肥胖者患有脂肪肝。肝脏是合成甘油三酯的场所，然而肝内并没有多余空间来储存它。在肥胖者体内甘油三酯合成与转运之间的平衡发生了失调，肥胖者的脂肪酸摄入多，所以肝脏合成的甘油三酯也多。大量的甘油三酯堆积在肝脏内．结果形成了脂肪肝。

增加糖尿病风险

肥胖是发生糖尿病的重要危险因素之一。在Ⅱ型糖尿病病人中，80%都是肥胖者。而且，发生肥胖的时间越长，患糖尿病的概率就越大。

引起骨关节疾病

肥胖可能引起的骨关节疾病主要有三种：骨性关节炎、糖尿病性骨关节病和痛风性骨关节病。其中发生最多、危害最多的是骨性关节炎。肥胖引起的骨性关节炎主要影响膝关节，其次可影响髋关节及手指关节等。

肥胖者易患癌症

根据流行病学调查的结果，肥胖妇女更容易患子宫内膜癌和绝经后乳腺癌，肥胖男性则更容易患前列腺癌；而且只要是肥胖者，无论男女都更容易患结肠癌及直肠癌。肥胖的程度越严重，上面几种癌症的患病率就越高。

七、肥胖的检查

一旦发现自己肥胖后，首先应该弄清属于何种肥胖，这就需要做一些必要的检查：

1. 测量身高和体重。这是最基本的检查项目。

2. 查空腹血糖和餐后 2 小时血糖，糖耐量试验，以确定有无糖耐量低减或糖尿病。

3. 查血浆总胆固醇、低密度脂蛋白胆固醇、高密度脂蛋白胆固醇和甘油三酯，以确定是否存在血脂异常。

4. 做腹部 B 超，检查是否存在脂肪肝和胆囊疾病。

5. 测量血压，以确定是否患有高血压。

6. 检查甘油三酯，配合 B 超能发现有关肥胖与脂肪肝的内在联系。

7. 检查肾功能，以确定是否患有柯兴综合征以及垂体肿瘤。

8. 检查生长激素，可看出减肥是否有效。

9. 检查性激素，观察雌雄激素作用部位与肥胖关系的方法，有利于确定减肥方案。

此外，也要注意体温、脉搏、呼吸、基础代谢率等的变化。

通过这些检查可以发现一些隐匿的病症，从而采取相应治疗措施，以减少这些疾病对身体造成的伤害。

八、"病态肥胖"的十大信号

"病态肥胖"是指因身体上某些原发性疾病所导致的肥胖。医学专家根据多年临床经验，总结出了临床常见的十种"病态肥胖"伴发症状，提醒人们引起注意并及时治疗。

紫纹

其主要表现为：腹部两侧、大腿内侧呈梭形、淡紫红色条纹，还会出现满月脸、水牛背、将军肚。这些症状说明已经出现了皮质醇的增多，发展下去会引起骨质疏松、高血压、无力、低钾等。有的患者也可能是因垂体和肾上腺的病变所引起的。

多毛

肥胖儿童如果伴有多毛，极可能为先天性遗传性疾病或性腺异常所致，应引起家长的重视。如果同时还伴有性早熟和骨骼异常，切莫放松警惕，需要到正规医院进行染色体和内分泌腺体的系统检查。

黑棘皮病

主要表现为皮肤色素沉着、角质增多，严重时有天鹅绒状的突起，令人总有一种洗不干净的感觉，以颈后和腋下最为常见。黑棘皮病的出现是病理的信号，与高胰岛素血症有关，发展下去会出现Ⅱ型糖尿病、高血压以及脂质代谢紊乱等。

月经紊乱

育龄期女性出现闭经、绝经和月经失调等症状，一定要给予高度重视。肥胖本身和减重治疗都会引起月经失调，正常的脂肪含量对于维持女性激素的作用必不可少。肥胖伴停经在年轻女性中最常见的为多囊卵巢综合征和高泌乳素血症，如出现泌乳、头痛、胸闷等症状，应及时检查和治疗。

男性乳房发育

儿童在青春发育期出现的生理性男性乳房发育，多可自行恢复。但肥胖儿童内分泌紊乱、雌雄激素失调也会引起男性乳房发育、性腺发育不良、男性女性化的异常改变。

脂肪肝

大约60%的肥胖患者可出现肝细胞脂肪变厚。大部分患者无症状，严重者体检时可发现肝大，B超检查可见明显的脂肪浸润，肝功能检查出转氨酶升高等异常。此时，减轻体重可使肝功能恢复正常。

腰围增粗

有些体重正常的患者仅仅表现为腰围增粗，也会出现肥胖并发症，如糖尿病、高脂血症和冠心病等。中国人男性腰围大于90厘米、女性腰围大于80厘米就要提高警惕。

皮肤发黄，眼睑水肿

多发生在分娩后或绝经期前后的女性肥胖患者，表现为体重越来越重，全身无力，胸闷气急，眼皮肿胀和手脚僵硬，这往往是产后甲状腺炎和慢性淋巴细胞性甲状腺炎引起的甲状腺功能减退所致。

食欲异常

总感觉吃不饱，刚吃过饭就饿，越吃越饿，也应引起重视。因为食欲亢进有时是下丘脑综合征和胰岛素瘤的表现。

睡眠呼吸暂停综合征

肥胖过度可造成肺的功能性和器质性损害，脂肪过度堆积引起肺扩张受限，氧交换降低，长此以往则会导致白天嗜睡、夜间睡眠不良的"肥胖通气不良综合征"，严重者则会出现"睡眠呼吸暂停综合征"，出现注意力不集中、记忆力减退等症状，甚至导致慢性肺功能和心功能衰竭等并发症。儿童时期肥胖如出现较严重的打鼾，家长应予以足够的重视。

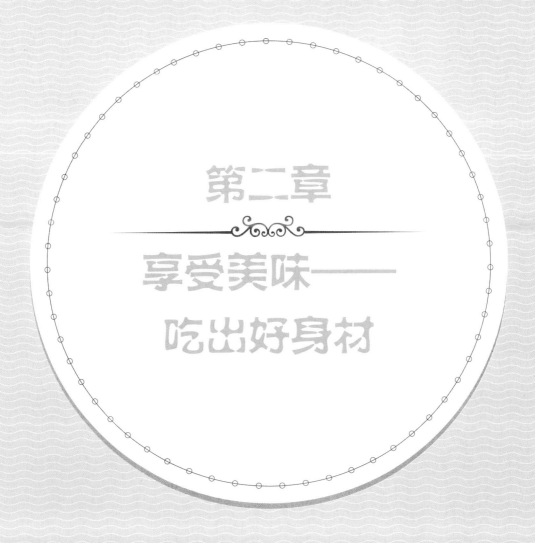

第二章

享受美味——
吃出好身材

一、利于减脂瘦身的蔬菜

西红柿
减少腹部脂肪的吸收

别　　　名 番茄、洋柿子。

性 味 归 经 性微寒，味甘、酸；归心、肺、胃经。

建议食用量 每天吃 2 ~ 3 个。

营养成分

蛋白质、脂肪、葡萄糖、蔗糖、维生素 B_1、维生素 B_2、维生素 C、纤维素和磷、钙、铁、锌等。

瘦身原理

西红柿含有丰富的维生素、矿物质、碳水化合物、有机酸及少量的蛋白质，有促进消化、利尿、抑制多种细菌的作用。其独特的酸味还可刺激胃液分泌，促进肠胃蠕动，以助脂肪燃烧，并帮助其所含的食物纤维在肠内吸附多余的脂肪，随着脂肪和废弃物一起排泄出来。

黄金搭配

西红柿 + 芹菜

西红柿与芹菜一起吃，降压、降脂作用更显著，对高血压、高血脂患者适宜。

食用功效

西红柿含有丰富的维生素、矿物质、碳水化合物、有机酸及少量的蛋白质，有促进消化、利尿、抑制多种细菌的作用。西红柿中含有的维生素可以保护血管，治疗高血压，还有延缓细胞衰老、增加人体免疫力的作用。西红柿中的胡萝卜素可维持皮肤弹性，促进骨骼钙化，防治儿童佝偻病、夜盲症和眼睛干燥症。

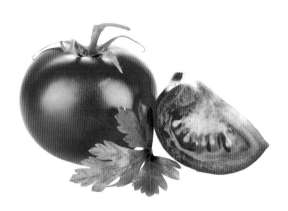

食用宜忌

不要吃不成熟的西红柿，因为青色的西红柿含有大量有毒的番茄碱，尤其是孕妇食用后，会出现恶心、呕吐、全身乏力等中毒症状，对胎儿发育有害。

瘦身食谱

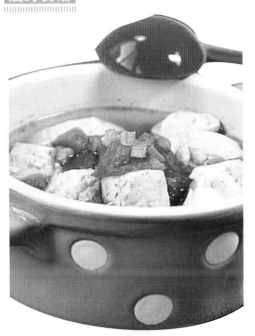

◆ 西红柿汁

主　料：西红柿 500 克。

做　法：

1.把西红柿洗干净，用热水烫后去皮。

2.将西红柿放进榨汁机打成汁或用手动式榨汁机挤压出汁倒入杯中，再加入少许的温开水调匀，即可食用。

◆ 西红柿豆腐汤

配　方：西红柿 30 克，豆腐 70 克，食用油、味精、水淀粉、白胡椒粉、香油，葱花适量。

做　法：

1.西红柿洗净切块，豆腐切成块。

2.锅内入食用油，油热加入西红柿煸炒，加盐、加水烧开，倒入豆腐块，转小火焖烧 3～5 分钟，加味精调味，加水淀粉勾芡，撒白胡椒粉，淋香油，再撒葱花，出锅即成。

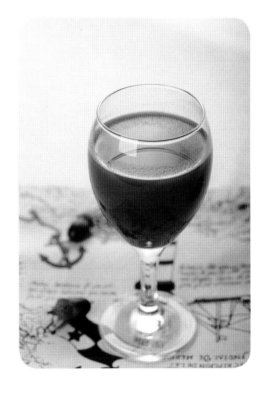

白萝卜

分解脂肪小能手

别　　　名	莱菔、萝卜、萝白。
性味归经	性凉,味辛辣;归脾、胃、肺、大肠经。
建议食用量	每餐 100 ~ 200 克。

营养成分

碳水化合物、糖类、蛋白质、维生素、芥子油、淀粉酶和粗纤维等。

瘦身原理

萝卜有大量的粗纤维,可以促使大肠蠕动,减少粪便、有毒物质停留在肠道的时间,不但能缓解便秘烦恼,宿便也不再囤积体内,隆起的小腹可以变得平坦。除了有助瘦身,还能预防大肠癌、直肠癌等疾病。

生活实用小窍门

新鲜白萝卜,色泽嫩白、根须笔直、分量较重。捏起来表面比较硬实。如果白萝卜表面的气眼排列均匀,并在一条直线上,大多数情况下是甜心白萝卜,反之,则可能会略为辛辣。

食用宜忌

白萝卜可生食、炒食、煮食,或煎汤、捣汁饮、做药膳,或外敷患处。烹饪中也可作配料和点缀。白萝卜种类较多,生吃以汁多辣味少者为好,平时不爱吃凉性食物者以熟食为宜。

食用功效

白萝卜中的芥子油能促进胃肠蠕动,增进食欲,帮助消化;白萝卜中的淀粉酶能分解食物中的淀粉,使之得到充分的吸收;白萝卜含有木质素,能提高巨噬细胞的活力。此外,白萝卜所含的多种酶,能分解致癌的亚硝胺,具有防癌作用。白萝卜还可以降低胆固醇,防止胆结石形成。

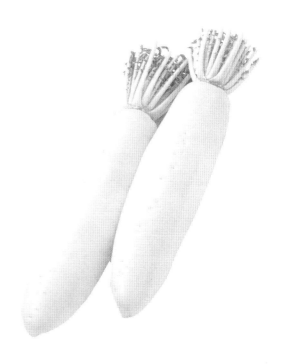

药典论述

1.《随息居饮食谱》载:"治咳嗽失音、咽喉诸病,解煤毒、茄毒。熟者下气和中,补脾运食,生津液,御风寒,止带浊,泽胎养血。"

2.《本草纲目》载:"主吞酸,化积滞,解酒毒,散瘀血,甚效。"

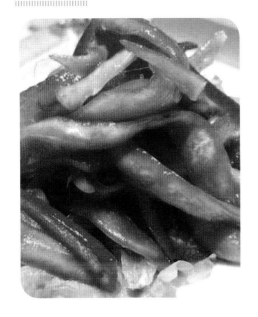

◆ 酱萝卜

主　料：白萝卜7500克。

辅　料：粗盐750克，甜面酱1000克。

做　法：

1. 将白萝卜洗净，沥干，切成长条或块状，放进大缸内，加粗盐拌匀、压实，上面再压一块大石头。

2. 腌制3～5天后，将白萝卜捞出，沥干，倒出缸内盐卤，将缸洗净擦干，倒入沥干的萝卜条，加入甜面酱拌匀。盖好缸盖，15天即可食用。

◆ 百合萝卜汤

主　料：青萝卜150克，鲜百合20克，虾仁10克，马蹄20克。

辅　料：葱5克，姜3克。

调　料：盐3克，牛肉粉2克，鱼露3克，香油3克。

做　法：

1. 青萝卜洗净去皮切粗丝，百合洗净掰成片。

2. 锅中放入清水、姜、葱粒烧开。

3. 放入萝卜丝、虾仁、马蹄、百合，加盐、牛肉粉、鱼露调味，再次煮开后淋入香油即可。

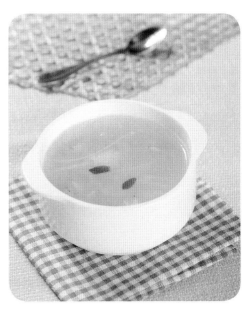

胡萝卜
·—3·提高新陈代谢利瘦身

别　　　名 红萝卜、黄萝卜、金笋、丁香萝卜、红芦菔、药萝卜。

性 味 归 经 性平，味甘；归肺、脾、肝经。

建议食用量 每次 100 ~ 200 克。

营养成分

糖类、淀粉、膳食纤维、挥发油、胡萝卜素、维生素 A、维生素 B₁、维生素 B₂、多种氨基酸、花青素、钙、铁、磷、槲皮素、木质素、干扰素诱生剂等。

瘦身原理

胡萝卜是一种营养极为丰富的天然食物，含有大量的维生素、胡萝卜素、纤维素及果胶酸钙等营养成分。果胶酸钙是一种可溶性纤维，可降低胆固醇，从而能预防冠状动脉硬化、中风和肥胖症的发生。而且胡萝卜含有的植物纤维能够提高人的新陈代谢，对于减肥是非常有利的。

黄金搭配

胡萝卜 + 菠菜

菠菜相宜胡萝卜，因为菠菜能促进胡萝卜素转化为维生素 A，防止胆固醇在血管壁上沉着，保持心血管的畅通。

食用功效

胡萝卜含有丰富的胡萝卜素，有补肝明目的作用，可治疗夜盲症；胡萝卜含有植物纤维，吸水性强，在肠道中体积容易膨胀，是肠道中的"充盈物质"，可加强肠道的蠕动，从而利膈宽肠，通便防癌；胡萝卜中含有的大量胡萝卜素，摄入人体消化器官后，可以转化为维生素 A，是骨骼正常生长发育的必需物质，有助于细胞增殖与生长，对促进婴幼儿的生长发育具有重要意义；胡萝卜中的木质素也能提高人体免疫机制，间接消灭癌细胞。

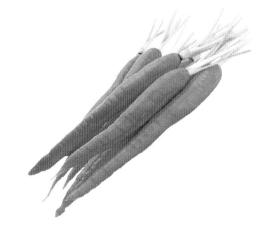

食用宜忌

胡萝卜适宜高血压、夜盲症、干眼症患者以及营养不良、食欲不振者、皮肤粗糙者食用。

胡萝卜最好炒熟后食用，因为胡萝卜中所含的是脂溶性的维生素，与油混合后有利于吸收。

瘦身食谱

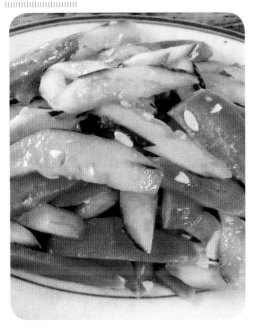

◆ 胡萝卜小米粥

主　料：小米 100 克，胡萝卜 100 克。

做　法：

1.小米洗净，胡萝卜去皮切丝。

2.把水烧开加入小米和胡萝卜丝同煮 15 分钟，小米软糯即可。

◆ 胡萝卜拌莴笋

主　料：胡萝卜 200 克，莴笋 100 克。

调　料：盐、香油各适量。

做　法：

1.胡萝卜去皮，洗净，切片；莴笋洗净，切片。

2.锅置火上，放入适量水煮沸后，下入胡萝卜片和莴笋片焯熟，捞出沥干水分。

3.将胡萝卜片和青笋片放入碗内加盐、香油拌匀即可。

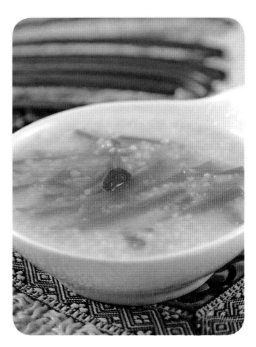

苦瓜
脂肪克星

别　　名	凉瓜、锦荔枝、癞葡萄、癞瓜。
性味归经	性寒，味苦；归心、肝、脾、胃经。
建议食用量	鲜品每次100～500克，干品每次50～100克。

营养成分

蛋白质、粗纤维、碳水化合物、粗纤维、胡萝卜素、维生素 B_1、维生素 B_2、维生素 C、维生素 E 及尼古酸等多类维生素，其中维生素 C 的含量每 100 克可达 56 毫克。

瘦身原理

苦瓜里含有帮助减肥的特效成分——高能清脂素，可阻止脂肪吸收。

黄金搭配

苦瓜 + 鸡蛋

苦瓜与鸡蛋同食能保护骨骼、牙齿及血管，使铁吸收得更好。

苦瓜 + 辣椒

苦瓜、辣椒组合成菜，富含维生素C、铁、辣椒素，女性常食能润肤容颜、明目，延年益寿，是理想的健美、抗衰老菜肴。

食用功效

苦瓜中的苦瓜苷和苦味素能增进食欲，健脾开胃；所含的生物碱类物质奎宁，有利尿活血、消炎退热、清心明目的功效；苦瓜中的蛋白质及大量维生素 C 能提高人体的免疫功能；从苦瓜子中提炼出的胰蛋白酶抑制剂，可以抑制癌细胞所分泌出来的蛋白酶，阻止恶性肿瘤生长；苦瓜的新鲜汁液，含有苦瓜苷和类似胰岛素的物质，具有良好的降血糖作用，是糖尿病患者的理想食品。

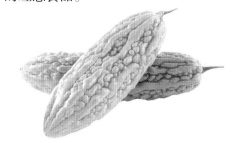

食用宜忌

宜食：适宜糖尿病、高血压、高血脂患者。

忌食：苦瓜性凉，脾胃虚寒者不宜多食。

药典论述

1.《本草纲目》载："苦瓜……结瓜长者四、五寸，短者二、三寸，青色，皮上瘰瘤如癞及荔枝壳状。……南人以青皮煮肉及盐酱充蔬。"

2.《本草纲目》："除邪热，解劳乏，清心明目。"

瘦身食谱

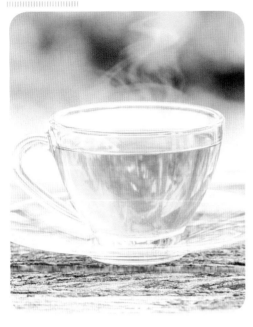

◆ 杏仁拌凉瓜

主　料：凉瓜 200 克。

辅　料：杏仁 20 克。

调　料：盐 2 克，味精 1
克，香油适量。

做　法：

1.将凉瓜洗净改刀切成
片焯水备用。

2.杏仁泡淡盐水 20 分钟
与凉瓜一起放容器中加
盐、味精、香油拌匀即可。

◆ 苦瓜绿茶

主　料：干苦瓜片 15 克。

辅　料：绿茶 3 克。

做　法：

1.将干苦瓜片、绿茶装
入茶包中。

2.将茶包放入杯中。

3.沸水冲泡，焖约 10 分
钟，取出茶包即可饮用。

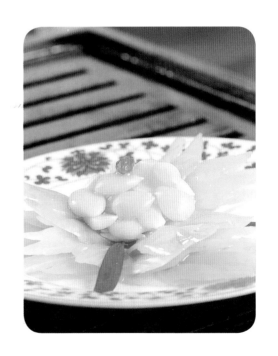

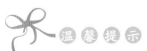
温 馨 提 示

可直接将干苦瓜片与绿茶装在
茶包中，随用随取。喝苦瓜泡绿茶
期间要配合运动和节食。

黄瓜
❸ 抑制糖类转化为脂肪

别　　　名 胡瓜、刺瓜、青瓜。

性味归经 性凉，味甘；归脾、胃、大肠经。

建议食用量 每天约 100 ~ 500 克。

营养成分

蛋白质、糖类、膳食纤维、维生素 A、维生素 C、维生素 E、胡萝卜素、硫胺素、钙、磷、铁等。

瘦身原理

黄瓜中所含的丙醇二酸，可抑制糖类物质转变为脂肪。此外，黄瓜中的纤维素对促进人体肠道内废物的排除、降低胆固醇也有一定作用。

药典论述

1.《食物与治病》："黄瓜水分多且有清甜味，生吃能解渴清热，但多食则易于积热生湿。若患疮疥、脚气和有虚肿者食之易加重病情。小儿多食易生疳虫。"

2.《日用本草》："除胸中热，解烦渴，利水道。"

3.《滇南本草》："解痉癖热毒，消烦渴。"

食用功效

黄瓜是低热量的美容减肥食品。黄瓜中的黄瓜酶，有很强的生物活性，能有效地促进人体的新陈代谢，用黄瓜捣汁涂擦皮肤，有润肤、舒展皱纹的功效；黄瓜中所含的丙氨酸、精氨酸和谷氨酰胺对肝脏病人，特别是对酒精性肝硬化患者有一定辅助治疗作用，可预防酒精中毒；黄瓜中所含的葡萄糖苷、果糖等不参与通常的糖代谢，故糖尿病患者以黄瓜代替淀粉类食物充饥，血糖非但不会升高，甚至会降低。此外，黄瓜中的纤维素对促进人体肠道内废物的排除、降低胆固醇也有一定作用。

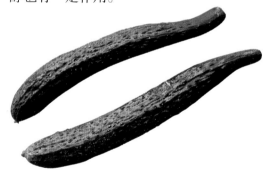

食用宜忌

宜食：适宜肥胖、高血压、高血脂、水肿、嗜酒者食用，是糖尿病患者首选的食品之一。

忌食：中医认为黄瓜性凉，胃寒患者生食易致腹痛泄泻。

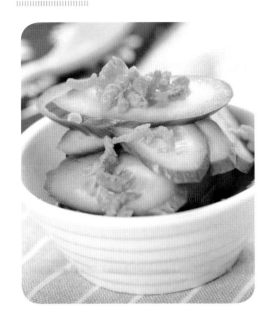

◆ 黄瓜汁

主　料：黄瓜1根。

做　法：

1.黄瓜洗净后削掉外皮，切段。

2.将黄瓜段放进榨汁机打成汁，或者用手动式榨汁器碾压挤出汁，煮沸，晾温即可。

◆ 金钩黄瓜

主　料：海米10克，嫩黄瓜250克。

调　料：香油、精盐、味精各适量。

做　法：

1.海米放入碗内，加入少许清水，隔水蒸至酥透时取出，放一边备用。

2.将黄瓜洗净，切去两头后切成片，用盐腌渍片刻，滤去盐水，拌入少许味精，浇上备好的海米和水，淋上香油后即成。

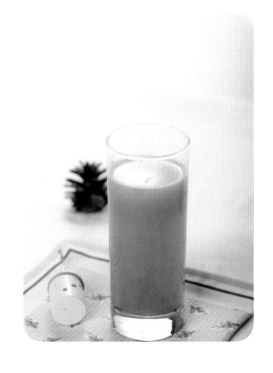

冬瓜

脂肪含量少热量低

别　　　名	白瓜、枕瓜、东瓜。
性味归经	性凉，味甘；归肺、大肠、小肠、膀胱经。
建议食用量	每天 100 ~ 500 克。

营养成分

蛋白质、碳水化合物、糖、膳食纤维、灰分、钙、磷、铁、胡萝卜素、硫胺素、核黄素、烟酸、维生素 C 等。

瘦身原理

冬瓜含有的膳食纤维可以帮助消化，且含维生素 C 和钾盐较多，钠盐含量较低，高血压、肾脏病、浮肿病等患者食之，可达到消肿的作用。冬瓜中所含的丙醇二酸，能有效地抑制糖类转化为脂肪，加之冬瓜本身含脂肪少，热量不高，对于防止人体发胖具有重要意义，还有助于体形健美。

药典论述

1. 《名医别录》："主治小腹水胀，利小便止渴。"

2. 《日华子本草》："除烦，治胸膈热，消热毒痈肿，切摩痱子。"

3. 《滇南本草》："性平和，味甘淡。治痰吼，气喘，姜汤下。又解远方瘴气，又治小儿惊风。"

食用功效

冬瓜维生素中以抗坏血酸、硫胺素、核黄素及烟酸含量较高，具防治癌症效果的维生素 B_1，在冬瓜子中含量相当丰富；矿质元素有钾、钠、钙、铁、锌、铜、磷、硒等 8 种，其中含钾量显著高于含钠量，属典型的高钾低钠型蔬菜，对需进食低钠盐食物的肾脏病、高血压、浮肿病患者大有益处，其中元素硒还具有抗癌等多种功能；含有除色氨酸外的 8 种人体必需氨基酸，谷氨酸和天门冬氨酸含量较高，还含有鸟氨酸和 γ– 氨基丁酸以及儿童特需的组氨酸；冬瓜不含脂肪，膳食纤维高达 0.8%，营养丰富而且结构合理，营养质量指数计算表明，冬瓜为有益健康的优质食物。

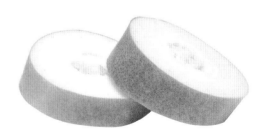

饮食宝典

将冬瓜子晒干研细末，调入牛奶、豆浆或其他食品中，每日早晚各服一次，每次 6 ~ 10 克，连续服食两个月，可令皮肤白皙、细腻光滑，起到延缓衰老之功效。

瘦身食谱

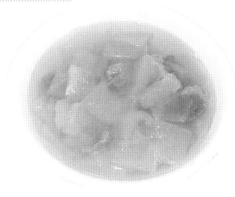

◆ 海米冬瓜

主　料：冬瓜 350 克。

辅　料：海米 15 克。

调　料：葱姜 5 克，盐 4 克，鸡粉 3 克，水淀粉 20 克，香油 2 克，食用油适量。

做　法：

1.将冬瓜去皮改刀成长 5 厘米的条。

2.海米用水泡发好。

3.锅内放入少许食用油再放入葱、姜、海米煸香，放冬瓜、烹料酒、盐、鸡粉、胡椒粉，加少许水调好味，炖至冬瓜软烂，汤汁浓稠后，勾少许芡淋香油即可。

🎀 温馨提示

冬瓜要选用小茸毛的青皮冬瓜，这样的冬瓜肉质嫩容易软烂。

◆ 清蒸冬瓜盅

主　料：冬瓜 200 克。

辅　料：熟冬笋、水发冬菇、蘑菇各 40 克，彩椒 20 克。

调　料：香油、料酒、酱油、糖、淀粉、食用油各适量。

做　法：

1.将冬瓜选肉厚处用圆槽刀捅出若干个圆柱形，焯水后抹香油待用。

2.冬菇、蘑菇洗净，冬笋去皮，各切碎末；锅置火上，下 6 成热油中煸炒，再加料酒、酱油、白糖、味精、冬菇汤，烧开后勾厚芡，冷后成馅。

3.冬瓜柱掏空填上馅，放盘中，上笼蒸 10 分钟取出装盘，盘中汤汁烧开，调好味后勾芡，浇在冬瓜盅上即可。

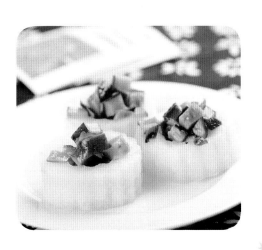

油菜
降脂奇兵

别　　名 芸苔、寒菜、苔芥、青菜、苦菜。

性味归经 性凉，味甘；归肝、脾、肺经。

建议食用量 每餐150克。

营养成分

蛋白质、脂肪、碳水化合物、维生素、钙、磷、铁、维生素 A、维生素 B_1、维生素 B_2、维生素 C、烟酸、胡萝卜素等。

瘦身原理

油菜为低脂肪蔬菜，且含有膳食纤维，能与胆酸盐和食物中的胆固醇及甘油三酯结合，并从粪便中排出，从而减少脂类的吸收，故可用来降血脂。

适宜人群

一般人均可食用，特别适宜患口腔溃疡、口角湿白、齿龈出血、牙齿松动、瘀血腹痛、癌症患者，但疹痘、孕早期妇女、目疾患者、小儿麻疹后期、疥疮、狐臭等慢性病患者要少食。

食用宜忌

食用油菜时要现做现切，并用旺火爆炒，这样既可保持鲜脆，又可使其营养成分不被破坏。

食用功效

中医认为油菜能活血化瘀，用于治疗疖肿、丹毒。油菜中所含的植物激素，能够增加酶的形成，对进入人体内的致癌物质有吸附作用，故有防癌功效。此外，油菜还能增强肝脏的排毒机制，对皮肤疮疖、乳痈有治疗作用。油菜中含有大量的植物纤维素，能促进肠道蠕动，增加粪便的体积，缩短粪便在肠腔停留的时间，从而治疗多种便秘，预防肠道肿瘤。油菜含有大量胡萝卜素和维生素 C，有助于增强人体免疫能力。

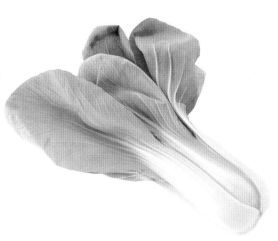

黄金搭配

油菜 + 豆腐

油菜与豆腐相宜，两者同时食用，有止咳平喘作用，常吃还能增强人体免疫力。

油菜 + 虾仁

油菜与虾、虾仁相宜，两者同吃，可促进钙吸收。

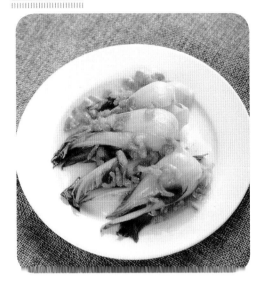

◆ 虾菇油菜心

主　料：香菇 2 个，鲜虾仁 3 个，油菜心 3 个。

调　料：植物油、盐、淀粉、蒜末各适量。

做　法：

1.将香菇、虾仁、油菜心切碎。

2.锅置火上，将植物油加热后加蒜末，炒香后倒入主料迅速翻炒，最后勾芡，加盐调味即可。

◆ 海米油菜

主　料：油菜 250 克，海米 30 克。

调　料：盐、酱油、醋、葱花、姜末、香油各适量。

做　法：

1.先将油菜择洗干净，直刀切成 1.5 厘米长段，下开水锅焯熟。捞出控去水分，用盐调拌匀匀，装入盘子里。

2.将海米泡开，直刀切成小块，与油菜段拌在一起。最后将酱油、醋、香油、葱花、姜末调成汁，浇在菜里，调拌均匀即可。

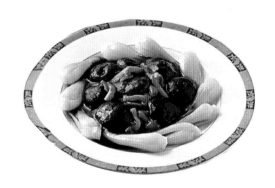

生菜

—— 减肥高手

别　　名　叶用莴笋、鹅仔菜、唛仔菜、莴仔菜。

性味归经　性凉、味甘；归胃、膀胱经。

建议食用量　每餐 100 ~ 200 克。

营养成分

β 胡萝卜素、抗氧化物、维生素 B_1、维生素 B_6、维生素 E、维生素 C、膳食纤维素、镁、磷、钙及少量的铁、铜、锌等。

瘦身原理

生菜中的膳食纤维等营养物质含量很高，常食有消除多余脂肪的作用，所以生菜又有减肥菜的美誉。

黄金搭配

蒜蓉 + 生菜

蒜蓉生菜有杀菌、消炎和降血糖的作用。

蚝油 + 生菜

蚝油生菜有降血脂、降血压、降血糖、促进智力发育以及抗衰老等功效，还能利尿、促进血液循环。

生菜 + 菌菇

生菜与菌菇搭配同食，对热咳、痰多、胸闷、吐泻等有一定的食疗作用。

食用功效

生菜富含水分，故生食清脆爽口，特别鲜嫩。生菜因其茎叶中含有莴苣素，故味微苦，具有镇痛催眠、降低胆固醇、辅助治疗神经衰弱等功效；生菜中还含有甘露醇等有效成分，有利尿和促进血液循环的作用；生菜中含有一种"干扰素诱生剂"，可刺激人体正常细胞产生干扰素，从而产生一种"抗病毒蛋白"，抑制病毒。

瘦身食谱

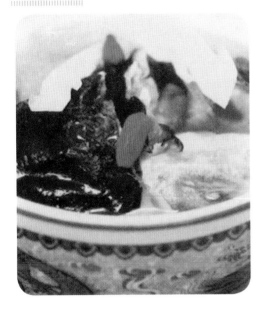

◆ 生菜苹果汁

主　料：生菜 100 克，苹果 1 个。

调　料：白糖适量。

做　法：

1.生菜洗净，撕片；苹果洗净，去皮，切成细条。

2.将生菜块、苹果条加入白糖、半杯纯净水一起放入榨汁机中打匀，过滤出汁液来即可食用。

◆ 生菜炖胖头鱼

主　料：胖头鱼 1 条，生菜 300 克。

调　料：姜片、食用油、清汤、盐各适量。

做　法：

1.胖头鱼洗净斩块，生菜洗净撕片，姜切片待用；

2.净锅上火，放入食用油烧至五成热后将鱼块煎至八分熟，捞出控油；

3.净锅上火，放入清汤、鱼块、姜片，大火烧开转小火炖 30 分钟后，再放入生菜炖开调味即成。

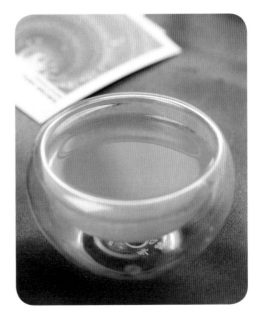

空心菜
降脂减肥有奇效

别　　名　藤藤菜、蕹菜、蓊菜、通心菜、无心菜、瓮菜、空筒菜、竹叶菜。

性味归经　性微寒，味甘；归肝、心、大肠、小肠经。

建议食用量　每餐150～300克。

营养成分

蛋白质、粗纤维素、烟酸、无机盐、胡萝卜素、维生素A、维生素B_2、维生素C等。

瘦身原理

空心菜的粗纤维素的含量较丰富，是由纤维素、半纤维素、木质素、胶浆及果胶等组成，具有促进肠蠕动、通便解毒作用。空心菜所含的烟酸、维生素C等能降低胆固醇、甘油三酯，具有降脂减肥的功效。

药典论述

1.《医林纂要》："介砒中毒，补心血，行水。"

2.《岭南采药录》："食狗肉中毒，煮食之。"

3.《饮食辨》："性滑利，能和中解热，大便不快及闭结者宜多食，叶妙于梗。"

食用功效

空心菜中粗纤维含量极为丰富，由纤维素、木质素和果胶等组成。果胶能使体内有毒物质加速排泄。木质素能提高巨噬细胞吞食细菌的活力，杀菌消炎。空心菜中的大量纤维素，可增进肠道蠕动，加速排便，对于防治便秘及减少肠道癌变有枳极的作用。

空心菜中含有丰富的维生素C和胡萝卜素，其维生素含量高于大白菜，有助于增强体质，防病抗病。空心菜中的叶绿素，可洁齿防龋，润泽皮肤。

紫色茎的空心菜能降低血糖，可作为糖尿病患者的食疗佳蔬。

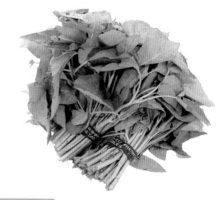

饮食宝典

空心菜生熟皆宜，荤素俱佳，宜大火快炒，避免营养损失。

空心菜遇热容易变黄，烹调时要充分热锅，大火快炒，不等叶片变软即可熄火盛出。因为空心菜加热的时间过短，茎部的老梗会生涩难咽，所以要预先择去。

瘦身食谱

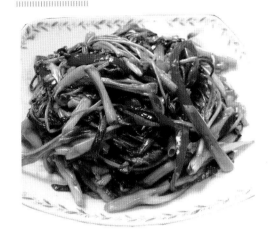

◆ 辣味空心菜

主　料：嫩空心菜 300 克。

辅　料：鲜红辣椒 50 克。

调　料：精盐 10 克，葱 5 克，生姜丝 10 克，味精 5 克，花椒油适量。

做　法：

1.将空心菜去根、叶留秆，洗净控干水分，改刀成 1.5 厘米长的段，用 5 克盐腌约 2 小时后，沥去水分。

2.将红辣椒去蒂、籽、洗净，改刀切成粗丝，用沸水略烫捞出，放在冷水中过一下，捞出控干水分。

3.盆中放入空心菜秆、红辣椒丝、精盐、葱、姜丝、花椒油、味精一起搅拌均匀即可食用。

◆ 凉拌空心菜

主　料：空心菜 300 克。

辅　料：培根 2 片。

调　料：大蒜（白皮）、香油、白砂糖、盐各适量。

做　法：

1.空心菜洗净，切成段；蒜洗净，切成末。

2.水烧开，放入空心菜，滚三滚后捞出沥干。

3.蒜末、白糖、精盐与少量水调匀后，再浇入热香油；加入培根拌匀即可。

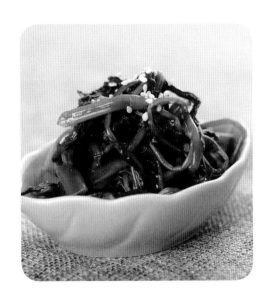

芹菜

利水消肿热量低

别　　名 旱芹、药芹、香芹、蒲芹等。

性味归经 性凉，味甘辛，无毒；归肺、胃、肝经。

建议食用量 每餐 50 克。

营养成分

膳食纤维素、多类维生素、蛋白质、胡萝卜素、糖类和磷、钙、铁和芫荽苷、挥发油、甘露醇、肌醇等。

瘦身原理

芹菜不仅营养丰富，很有大量的膳食纤维，有助于肠胃消化，排毒瘦身。同时还含有特殊的物质，能降血压治疗疾病。

药典论述

1.《千金要方·食治》："益筋力，去伏热，治五种黄病，生捣绞汁，冷服一升，日二。"

2.《随息居饮食谱》："清胃涤热，祛风，利口齿，咽喉头目，治崩带，淋浊诸黄。"

黄金搭配

芹菜 + 花生

芹菜搭配花生，有降血压、降血脂的作用。

食用功效

芹菜含有利尿成分，利尿消肿。芹菜是高纤维食物，它经肠内消化作用生成木质素，高浓度时可抑制肠内细菌产生致癌物质，还可加快粪便在肠内的运转时间，减少致癌物与结肠黏膜的接触，达到预防结肠癌的目的。芹菜叶含铁量较高，能补充女性经血的损失，食之能避免皮肤苍白、干燥、面色无华，而且可使目光有神，头发黑亮。

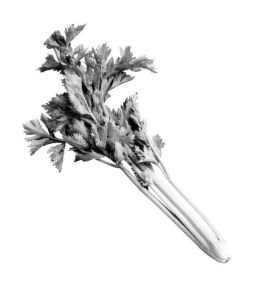

食用宜忌

宜食：特别适合高血压和动脉硬化的患者。

忌食：高血糖、缺铁性贫血患者、经期妇女、成年男性，脾胃虚寒者慎食；血压偏低者慎用；计划生育的男性应注意适量少食。

瘦身食谱

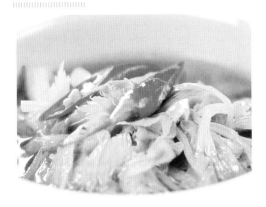

◆ 辣汁芹菜叶汤

主　料：芹菜叶 100 克。

辅　料：红辣椒 2 个。

调　料：辣酱 10 克，盐 5 克，味精少许，蚝油 20 克,葱末、姜末各适量。

做　法：

1.芹菜叶洗净；红辣椒去蒂、子,洗净,切粗丝。

2.将辣酱 10 克、盐 5 克、味精少许、蚝油 20 克倒入碗中，兑成酱汁待用。

3.锅中倒入适量水烧开,加入酱汁、葱末、姜末煮开，下入芹菜叶、辣椒丝煮开盛入汤碗。

4.将调好的酱汁倒入，调匀即可。

◆ 降压西芹丝

主　料：西芹 300 克。

辅　料：红椒 20 克。

调　料：盐 2 克，味精 2 克，香油 1 克。

做　法：

1.将西芹清洗干净去筋膜切成丝焯水。

2.焯水后马上放入凉水中冲凉取出沥干水分。

3.红椒洗净切成丝与西芹丝一起加盐、味精、香油拌匀即可。

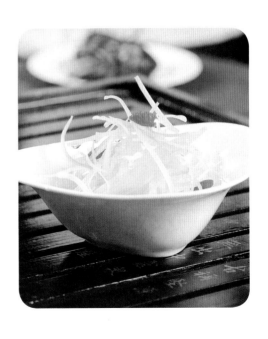

茄子

减肥瘦身

别　　　名 落苏、茄瓜。

性味归经 性凉，味甘；归脾、胃、大肠经。

建议食用量 每次 100 ~ 200 克。

营养成分

蛋白质、脂肪、碳水化合物、维生素以及钙、磷、铁和花青素等。

瘦身原理

茄子含丰富的蛋白质、维生素等多种营养成分，多吃不仅有助于人体消肿，改善便秘，还有助于排除体内堆积的毒素，从而有助于人体减肥、塑身。

药典论述

1.《滇南本草》："散血，止乳疼，消肿，宽肠。烧灰米汤饮，治肠内风下血不止及血痔。"

2.《饮膳正要》："味甘寒，有小毒，动风，发疮及痼疾，不可多食。"

3.《本草纲目》："茄性寒利，多食心腹痛下利，妇人能伤子宫。"

食用功效

具有突出的清热解毒、软化血管、活血散瘀、宽肠利气、祛风通络功能，对防治大便干结、血管硬化、高血脂、高血压、糖尿病以及肥胖、消化系统肿瘤等症，有显著的食疗功效。

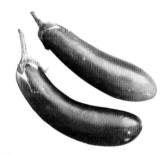

烹饪锦囊

茄子遇热极易氧化，颜色会变黑而影响美观，如果烹调前先放入热油锅中稍炸，控油后再与其他的材料同炒，则不容易变色；茄子切成块或片后，由于氧化作用会很快由白变褐，如果将切成块的茄子立即放入水中浸泡，待做菜时再捞起滤干，也可避免茄子变色。

黄金搭配

茄子 + 苦瓜

茄子与苦瓜搭配是心血管患者的理想菜。

茄子 + 肉

茄子与肉同食，可补血，稳定血压。

瘦身食谱

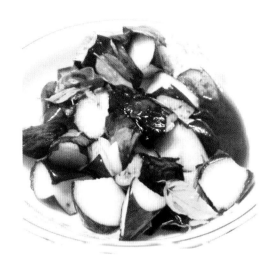

◆ 蒸茄子

主　料：茄子250克。

调　料：盐、香油、蒜蓉各适量。

做　法：

1.茄子洗净后切成大条状，放入碗中，入蒸笼蒸20分钟左右。

2.将蒸熟的茄子取出，趁热放盐，淋上香油和蒜蓉即成。

◆ 炒茄子

主　料：茄子400克。

调　料：料酒、葱末、姜末、蒜泥、盐、白糖、醋各适量，植物油30克。

做　法：

1.茄子洗净切片，放入沸水中焯3～5分钟后，捞出备用。

2.锅内注植物油烧热，放入葱、蒜、姜末，滴料酒同炒片刻。

3.再放入茄子、盐、白糖、醋炒匀后即可出锅。

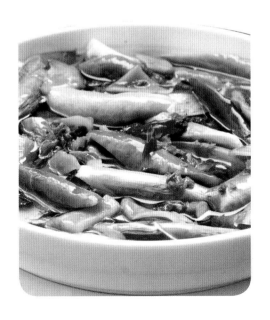

大白菜

富含纤维热量低

别　名	白菜、结球白菜、包心白菜等。
性味归经	性平、微寒、味甘；归肠、胃经。
建议食用量	每餐 100 ~ 200 克。

营养成分

蛋白质、脂肪、碳水化合物、粗纤维、灰分、胡萝卜素、维生素 B_1、维生素 B_2、烟酸、维生素 C、钙、磷、铁、钾、钠、镁、氯、有硅、锰、锌、铝、硼、铜、镍、钼、硒等。

瘦身原理

大白菜中含有大量的粗纤维，可促进肠壁蠕动，帮助消化，防止大便干燥，促进排便，稀释肠道毒素，既能治疗便秘，又有助于营养吸收，肥胖者多吃有利于减肥。

药典论述

1.《滇南本草》："性微寒，味微酸，走经络，利小便。"

2.《本草拾遗》："食之润肌肤，利五脏，且能降气，清音声。惟性滑泄，患痢人勿服。"

3.《随息居饮食谱》："甘平，养胃。"

4.《中医食疗营养学》："气虚胃寒者不宜多食。"

食用功效

大白菜含有丰富的粗纤维，能润肠、刺激肠胃蠕动、促进大便排泄、帮助消化，对预防肠癌有良好的作用。秋冬季节空气特别干燥，寒风对人的皮肤伤害极大，大白菜中含有丰富的水分和维生素 C、维生素 E，多吃大白菜，可以起到护肤养颜的效果。大白菜中还含有对人体有用的硅元素，能够将人体中超标的铝元素迅速转化为硅铝酸盐排出体外，可预防智力衰退、老年痴呆症等。

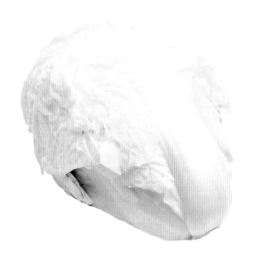

食用宜忌

大白菜在腐烂的过程中会产生毒素，所产生的亚硝酸盐能使人体血液中的血红蛋白丧失携氧能力，使人体发生严重缺氧，甚至有生命危险，所以腐烂的大白菜一定不能食用。

瘦身食谱

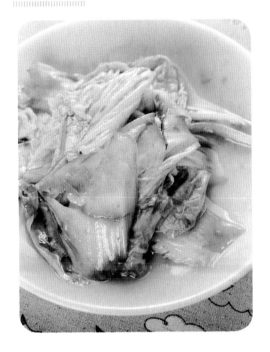

◆ 鲜虾白菜卷

主　料：白菜叶6片，虾仁200克，胡萝卜1根，豌豆30克，海带20克，香菇20克。

辅　料：葱5克，姜3克，水淀粉5克。

调　料：番茄酱5克，盐5克，糖2克，味精2克，胡椒粉2克，香油2克，植物油适量。

做　法：

1.白菜嫩叶用开水烫下，马上放入凉水中过凉。

2.香菇切、胡萝卜切丝、海带切丝与虾仁分别焯水。

3.锅内放少许植物油,将番茄酱、盐、味精、胡椒粉、葱姜放入炒香，再加入海带丝、香菇丝、胡萝卜丝、虾仁炒均,调好口味，勾芡，淋少许香油放在盘中。

4.用烫好的白菜包入炒好的虾香菇等蒸2分钟即可。

◆ 醋熘白菜

主　料：白菜300克。

调　料：植物油、花椒、红辣椒、精盐、酱油、米醋、白糖、水淀粉各适量。

做　法：

1.将白菜洗净,斜刀切块。

2.将植物油放入锅内,下入花椒和红辣椒，投入白菜，用油煸炒几遍，烹醋、酱油，下白糖、精盐，勾芡，出锅即成。

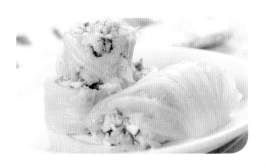

菠菜

帮助消化增活力

别　　名	菠薐菜、赤根菜、波斯菜、鹦鹉菜、鼠根菜、角菜。
性味归经	性凉，味甘辛，无毒；归肠、胃经。
建议食用量	每餐 100 ~ 250 克。

营养成分

胡萝卜素、维生素 C、钙、磷、铁、维生素 E 铁、维生素 E、芸香苷、辅酶 Q_{10} 等。

瘦身原理

菠菜含有大量的植物粗纤维，具有促进肠道蠕动的作用，利于排便，且能促进胰腺分泌，帮助消化。

药典论述

1.《食疗本草》："利五脏，通肠胃热，解酒毒。"

2.《本草纲目》："甘冷、滑、无毒。通血脉，开胸膈，下气调中，止渴润燥，根尤良。"

3.《本草求真》："菠薐，何书皆言能利肠胃。盖因滑则通窍，菠薐质滑而利，凡人久病大便不通，及痔漏关塞之人，咸宜用之。"

食用功效

菠菜中所含的微量元素，能促进人体新陈代谢，增强身体免疫功能。菠菜提取物具有促进培养细胞增殖的作用，既抗衰老又能增强青春活力。我国民间以菠菜捣烂取汁，每周洗脸数次，连续使用一段时间，可清洁皮肤毛孔，减少皱纹及色素斑，保持皮肤光洁。菠菜含有大量的植物粗纤维，具有促进肠道蠕动的作用，利于排便；且能促进胰腺分泌，帮助消化；对于痔疮、慢性胰腺炎、便秘、肛裂等病症有治疗作用。

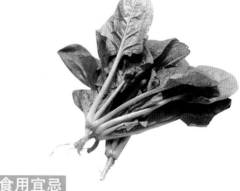

食用宜忌

生菠菜不宜与豆腐共煮，以免妨碍消化影响疗效，可将其用沸水焯烫后便可与豆腐共煮。

电脑工作者、爱美的人也应常食菠菜；糖尿病患者(尤其 II 型糖尿病患者)经常吃些菠菜有利于血糖保持稳定；同时菠菜还适宜高血压、便秘、贫血、维生素 C 缺乏病患者和皮肤粗糙者、过敏者。

瘦身食谱

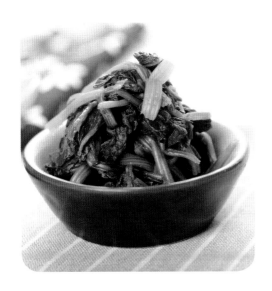

◆ 怪味菠菜沙拉

主　　料：菠菜 200 克。

调　　料：花椒、芝麻酱、盐、醋、酱油、香油各适量。

做　　法：

1. 菠菜洗净，用沸水焯过后，捞出，沥水，切段；芝麻酱加酱油、醋、适量温开水调匀。

2. 锅置火上，烧热后放入花椒炒熟，捞出研成碎末。

3. 在菠菜里放芝麻酱、花椒末、盐，再淋上香油搅拌均匀即可。

◆ 菠菜太极粥

主　　料：菠菜 50 克，大米 100 克。

调　　料：盐适量。

做　　法：

1. 菠菜择洗干净，在沸水中焯一下过凉，捞起，用纱布将菠菜挤出汁备用，大米淘洗净。

2. 锅内倒水煮沸，放入大米，煮沸后转小火，熬煮 30 分钟至黏稠。

3. 将煮熟的粥分为两份，一份米粥中调入菠菜汁，调匀并加入盐。

4. 在碗中放上 S 型隔板，将两份备好的粥分别倒入隔板两侧，待粥稍凝便可以去除隔板，在菠菜粥的 2/3 处点一滴白粥，在白粥 2/3 处点一滴菠菜粥即可。

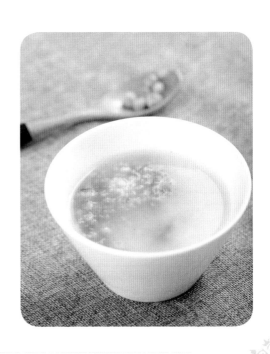

丝瓜
—— 低热量、低脂肪

别　　名　天罗、绵瓜、布瓜、天
　　　　　络瓜。

性味归经　性凉，味甘；归肝、胃、
　　　　　肺经。

建议食用量　每餐 100 ～ 300 克。

营养成分

蛋白质、脂肪、碳水化合物、钙、磷、铁、维生素 B_1、维生素 C、皂苷、植物黏液、木糖胶、丝瓜苦味质、瓜氨酸等。

瘦身原理

丝瓜热量很低，而且所含的皂痈和黏液有利于大便通畅，减少便秘；另外，丝瓜中还含丰富的维生素 B_1、维生素 B_2、维生素 A、维生素 C 和钙、磷、铁等矿物质，可以避免因节食导致的营养素缺乏。

药典论述

1.《本经逢原》："丝瓜嫩者寒滑，多食泻人。"

2.《本草纲目》："老者烧存性服，祛风化痰，凉血解毒杀虫，通经络，行血脉，下乳汁。"

食用功效

丝瓜中含防止皮肤老化的 B 族维生素、增白皮肤的维生素 C 等成分，能保护皮肤、消除斑块，使皮肤洁白、细嫩，是不可多得的美容佳品，故丝瓜汁有"美人水"之称。女士多吃丝瓜还对调理月经也有帮助。丝瓜藤茎的汁液具有保持皮肤弹性的特殊功效，能美容去皱；丝瓜提取物对乙型脑炎病毒有明显的预防作用，在丝瓜组织培养液中还提取到一种具抗过敏作用的物质。中医认为丝瓜性味甘凉，有清暑凉血、解毒通便、祛风化痰、下乳汁等功效。

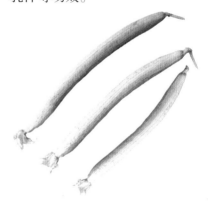

饮食宝典

丝瓜的味道清甜，烹制丝瓜时应尽量保持清淡，烹煮时不宜加酱油和豆瓣酱等口味较重的酱料，以免抢味。油要少用，可勾薄芡，用味精或胡椒粉提味，这样才能突出丝瓜香嫩爽口的特点。

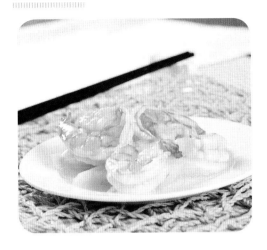

◆ 丝瓜炒双菇

主　料：蟹味菇 50 克，干香菇 20 克，丝瓜 60 克。

调　料：酱油、白糖、盐、淀粉、植物油各适量。

做　法：

1.丝瓜洗净切片，用水焯一下，捞出过凉，再用少量植物油炒熟,加盐调味后盛出。

2.干香菇泡软、去蒂。用少量植物油炒过。加酱油、白糖烧 3 分钟。

3.蟹味菇洗净，放入香菇中同烧，汤汁稍收干时，勾芡，盛出放丝瓜中间即可。

◆ 虾仁炒丝瓜

主　料：虾仁 150 克，丝瓜 250 克。

辅　料：红椒 20 克。

调　料：盐 4 克，鸡粉 3 克，料酒 5 克，水淀粉 8 克，香油 2 克,葱姜 3 克,鸡蛋 1 只，植物油适量。

做　法：

1.将丝瓜去皮去瓤改刀成象眼片。

2.将虾仁粘去水分，少许盐、料酒、鸡蛋清、淀粉上浆拉油。

3.锅内留底油煸香葱姜放滑好的虾仁、丝瓜，加盐、鸡粉、胡椒粉调好味，勾少许欠点入香油即可。

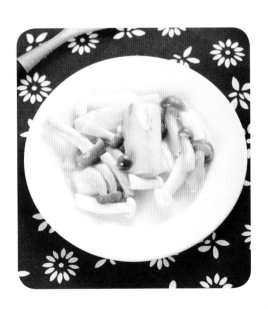

莲藕

减少脂肪吸收

别　　　名 连菜、藕、菡萏、芙蕖。

性味归经 性寒，味甘、涩；归心、脾、胃经。

建议食用量 每餐 100～200 克。

营养成分

蛋白质、叶酸、碳水化合物、膳食纤维、灰分、钙、磷、铁、胡萝卜素、硫胺素、核黄素、烟酸、抗坏血酸等。

瘦身原理

莲藕中含有黏液蛋白和膳食纤维，能与人体内胆酸盐、食物中的胆固醇及三酰甘油结合，使其从粪便中排出，从而减少脂类的吸收。

药典论述

1.《日用本草》："清热除烦。凡呕血、吐血、瘀血、败血，一切血证宜食之。"

2.《饮膳正要》："主补中，益神益气，除疾，消热渴，散血。"

3.《本草纲目》："藕节止血；莲心清热，安神；莲须固精止血；莲房止血，祛瘀；荷梗通气宽胸，通乳；荷叶清暑，解热；荷蒂安胎，止血；荷花清暑止血。"

食用功效

具有清热生津、凉血、活血散瘀、健脾益胃、润五脏、提高抗超氧化物歧化酶（SOD）活性、净化血液、降低血压、降低血脂、防止血栓形成及防癌、抗癌、解酒毒功能，对防治暑热烦渴、脾虚久泻、大便带血及胃、十二指肠溃疡、高血压、高血脂、动脉硬化、血栓形成、癌肿、酒精中毒等症，有较好的食疗功效。

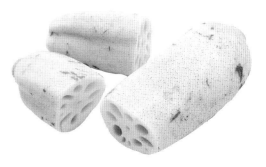

食用宜忌

宜食：老幼妇孺、体弱多病者尤宜，特别适宜高热、高血压、肝病、食欲不振、缺铁性贫血、营养不良者。

忌食：莲藕性寒，生吃清脆爽口，但碍脾胃。脾胃消化功能低下、大便溏泄者不宜生吃。

黄金搭配

莲藕＋猪肉

藕性味甘寒，配以滋阴润燥、补中益气的猪肉，素荤搭配合用，具有滋阴血、健脾胃的功效。

瘦身食谱

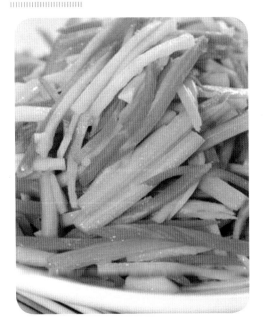

◆ 莲藕汤

主　料：莲藕 30 克，冬菇 15 克。

做　法：

1.莲藕削皮，切片；冬菇放温水中泡发，去蒂，洗净，切片。

2.锅内加入适量清水，放入藕片、冬菇片，大火煮沸，取汤即可。

◆ 莲藕萝卜

主　料：胡萝卜 80 克，白萝卜 80 克，莲藕 150 克。

辅　料：红辣椒 20 克，精盐、白糖、味精、香油适量。

做　法：

1.将莲藕去皮洗净切细条，用清水略泡，捞出控水；胡萝卜、白萝卜洗净，切细条，加精盐拌匀腌软；红辣椒去蒂、子洗净，切细丝。

2.将莲藕细条、胡萝卜、白萝卜、辣椒丝加精盐、白糖、味精拌匀即可。

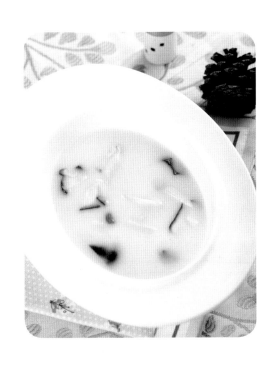

竹笋

●————— 器·滋阴降压佳品

别　　　名 笋、毛笋、竹芽、竹萌。

性味归经 性微寒，味甘；归胃、肺经。

建议食用量 每餐 100 ~ 250 克。

营养成分

蛋白质、氨基酸、纤维素、糖类、钙、磷、铁、胡萝卜素、维生素 B_1、维生素 B_2、维生素 C 等。

瘦身原理

竹笋具有低糖、低脂的特点，富含植物纤维，食用竹笋不仅能促进肠道蠕动，帮助消化，去积食，防便秘，并有预防大肠癌的功效。竹笋含脂肪、淀粉很少，属天然低脂、低热量食品，是肥胖者减肥的佳品。

药典论述

1.《食物本草》："消痰，除热狂，壮热头痛，头风，并妊妇头旋颠仆，惊悸，瘟疫，迷闷，小儿惊痫，天吊。"

2.《饮膳正要》："主消渴，利水道，益气，多食发病。"

3.《本草求原》："甘而微寒，清热除痰，同肉多煮，益阴血。痘疹血热毒盛，不发起者，笋尖煮汤及入药，俱佳。"

食用功效

竹笋具有滋阴凉血、和中润肠、清热化痰、解渴除烦、清热益气、利膈爽胃、利尿通便、解毒透疹、养肝明目、消食的功效，还可开胃健脾，宽肠利膈，通肠排便，开膈豁痰，消油腻，解酒毒。

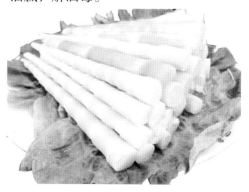

食用宜忌

竹笋含有丰富的粗纤维和草酸，患有胃溃疡、胃出血、肾炎、肝硬化、肠炎、尿路结石者，以及低钙、骨质疏松、佝偻病的人不宜多吃，以免影响钙的吸收。

黄金搭配

竹笋 + 金雀花

金雀花和竹笋同食，具有润肺化痰、健脾补肾的功效。

竹笋 + 猪腰

竹笋与猪腰搭配具有滋补肾脏和利尿的功效。

竹笋 + 鸡肉

竹笋配鸡肉有暖胃、益气作用。

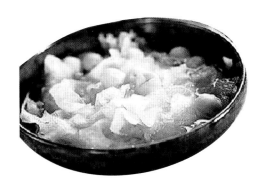

◆ 竹笋银耳汤

主　料：鲜笋尖 60 克，银耳 30 克。

辅　料：莲子 20 克，鸡蛋 1 个。

调　料：盐 5 克。

做　法：

1. 先将鲜笋尖洗净切片，银耳用水泡发去蒂，莲子去芯，鸡蛋打入碗中搅成糊。

2. 锅中放水煮沸，倒入鸡蛋糊，加入鲜笋尖、银耳、莲子，用小火烧 5 分钟，加盐调味即可食用。每次餐前先喝汤吃料，也可当减肥点心食用。

◆ 鲜嫩笋尖粥

主　料：大米 100 克，鲜笋尖 60 克，香菇 30 克。

调　料：香葱末 3 克，盐 5 克。

做　法：

1. 大米淘洗干净，备用；笋尖洗净，切斜段，焯水备用；香菇泡发，去蒂，切丝。

2. 锅中倒入适量水，放入大米煮开，转小火煮 20 分钟，加鲜笋尖、香菇丝、香葱末、盐再煮约 10 分钟即可。

功　效：通血脉、化痰涎、消食胀。

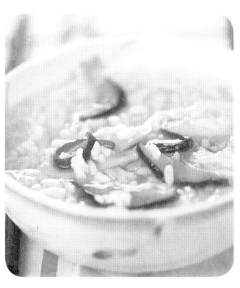

莴笋

分解脂肪消肥胖

别　　名 莴苣、春菜、生笋、茎用莴苣、青笋、莴菜、香马笋。

性 味 归 经 性凉，味甘、苦；归肠、胃经。

建议食用量 每次 100 ~ 200 克。

营养成分

钙、胡萝卜素、维生素 C 和微元素铁、蛋白质、脂肪、糖类、磷、钾和维生素 B_1、维生素 B_2、维生素 PP、苹果酸等。

瘦身原理

莴笋中的钾离子含量丰富，不仅对健康有利，而且还有预防肥胖的功能。这是因为钾离子的存在有利于调节体内盐的平衡，对于因盐分含量过高形成的浮肿性肥胖，有一定的治疗和预防作用。莴笋中碳水化合物的含量较低，而无机盐、维生素则含量较丰富，能有效分解脂肪和消除肥胖。维生素 C 还能降低胆固醇的含量，使血糖趋于平稳，消除体内的脂肪和垃圾。

食用功效

莴笋味道清新且略带苦味，可刺激消化酶分泌，增进食欲，其皮和肉之间的乳状浆液，可促进胃酸、胆汁等消化液的分泌，从而促进各消化器官的功能，对消化功能减弱、消化道中酸性降低和便秘的病人尤其有利。莴笋钾含量大大高于钠含量，有利于体内的水电解质平衡，促进排尿和乳汁的分泌。对高血压、水肿、心脏病患者有一定的食疗作用。莴笋含有大量植物纤维素，能促进肠壁蠕动，通利消化道，帮助大便排泄，可用于治疗各种便秘。

食用宜忌

宜食：小便不通、尿血及水肿、糖尿病和肥胖、神经衰弱症、高血压、心律不齐、失眠患者食用；妇女产后缺奶或乳汁不通也宜食用；酒后食用可解酒；儿童少年生长发育期食用更佳。

忌食：多食使人目糊，停食自复，故视力弱者不宜多食，有眼疾特别是夜盲症的人也应少食。

瘦身食谱

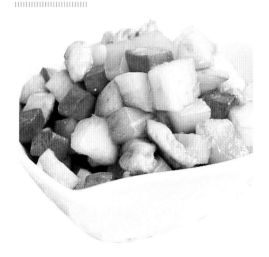

◆ 莴笋胡萝卜

主　料：胡萝卜2根，莴笋1根。

调　料：食用油、葱、姜、精盐、酱油、料酒、水淀粉、香油各适量。

做　法：

1.将去皮莴笋、胡萝卜分别洗净，切成均匀小块，放入开水锅中烫一下，捞出；将葱切段，姜切片备用。

2.炒锅上火，倒入食用油，加热后放入葱、姜，翻炒片刻，将葱、姜拣出，再加入清汤，随后把莴笋、胡萝卜倒入锅中，加精盐、酱油、料酒，用大火烧沸后，改用小火把莴笋和胡萝卜煨3～5分钟，再加入水淀粉勾芡，最后淋入香油，出锅即可。

◆ 油泼莴笋

主　料：嫩莴笋500克。

辅　料：葱10克，姜5克，红椒3克，香油3克。

调　料：橄榄油5克，盐5克，生抽10克，花椒3克。

做　法：

1.嫩莴笋去皮切成菱形片焯水放入盘中。

2.红辣椒顶刀切碎。

3.锅内放少许橄榄油，煸香花椒和红椒碎，放入葱姜、生抽调成汁淋在青笋上即可。

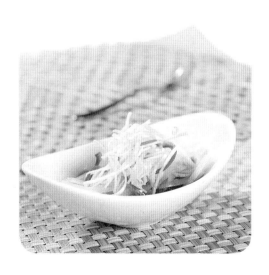

黑木耳
——健康减肥补气血

别　　名	木耳、云耳、桑耳、松耳、中国黑真菌。
性味归经	性平，味甘；归胃、大肠经。
建议食用量	干木耳每餐约 5 克，泡发木耳每餐约 50 克。

营养成分

蛋白质、脂肪、碳水化合物、粗纤维、维生素 B_1、维生素 B_2、烟酸、钙、磷、铁等。

瘦身原理

黑木耳中含有丰富的纤维素和一种特殊的植物胶原，这两种物质能够促进胃肠蠕动，防止便秘，有利于体内大便中有毒物质的及时清除和排出，并且对胆结石、肾结石等内源性异物有一定的化解功能。

药典论述

1.《神农本草经》："盛气不饥，轻身强志。"

2.《饮膳正要》："利五脏，宽肠胃，不可多食。"

3.《随息居饮食谱》："补气耐饥，活血，治跌打仆伤，凡崩淋血痢，痔患肠风，常食可疗。"

食用功效

常吃黑木耳能养血驻颜，令人肌肤红润，并可防治缺铁性贫血；黑木耳中的胶质可把残留在人体消化道内的灰尘、杂质吸附集中起来排出体外，从而起到清胃涤肠的作用；黑木耳还含有抗肿瘤活性物质，能增强人体免疫力，经常食用可防癌抗癌。

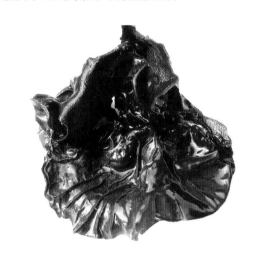

食用宜忌

鲜黑木耳含有一种叫卟啉的光感物质，人食用未经处理的鲜黑木耳后经太阳照射可引起皮肤瘙痒、水肿，严重的可致皮肤坏死。干黑木耳是经暴晒处理的成品，在暴晒过程中会分解大部分卟啉，而在食用前，干黑木耳又经水浸泡，剩余的卟啉会溶于水，因而水发的干黑木耳可安全食用。

瘦身食谱

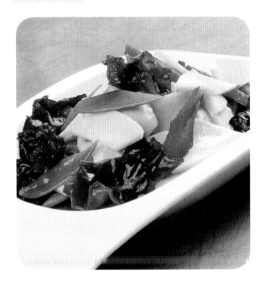

◆ 山药黑木耳蜜豆

主 料：山药 150 克，黑木耳 150 克。

辅 料：甜蜜豆 100 克。

调 料：盐 5 克，鸡粉 2 克，水淀粉 5 克，香油 2 克，葱姜各 5 克，食用油适量。

做 法：

1.将山药去皮改刀成象眼片。

2.木耳泡软洗净，与甜蜜豆一起焯水。

3.锅内放入少量食用油，煸香葱姜放入山药、甜蜜豆、黑木耳加盐、鸡粉调好味中火翻炒熟即可。

◆ 木耳茭白

主 料：茭白 250 克，水发木耳 100 克。

调 料：泡辣椒碎 5 克，蒜、姜、葱、盐、胡椒粉、味精、淀粉、植物油各适量。

做 法：

1.茭白切成长 4 厘米的薄片，木耳洗净，葱、姜、蒜、泡辣椒切碎；将盐、胡椒粉、味精、鲜汤加淀粉调成咸鲜芡汁；

2.锅里放油烧热，把泡辣椒碎、姜片、蒜片炒香，再倒入茭白片、木耳翻炒至熟透，淋入芡汁，撒上葱花即可。

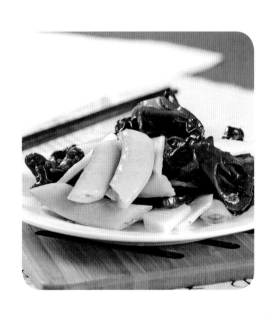

海带

·3· 增加饱腹感利瘦身

别　　　名 昆布、江白菜、纶布、海昆布、海草。

性 味 归 经 性寒，味咸；归肝、胃、肾经。

建议食用量 每餐干品约30克。

营养成分

蛋白质、脂肪、膳食纤维、碳水化合物、硫胺素、核黄素、烟酸、维生素E、钾、钠、钙、碘、镁、铁、锰、锌、磷、硒等。

瘦身原理

海带含有大量的膳食纤维，可以增加肥胖者的饱腹感，而且海带脂肪含量非常低，热量小，肥胖者多吃有利于减肥。

食用宜忌

宜食：缺碘、甲状腺肿大、高血压、高血脂、冠心病、糖尿病、动脉硬化、骨质疏松、营养不良性贫血以及头发稀疏者可多食。

忌食：脾胃虚寒的人慎食，甲亢病人要忌食。

食用功效

海带中含有大量的碘，碘是人体甲状腺素合成的主要物质，人体缺少碘，就会患"大脖子病"，即甲状腺功能减退症，所以，海带是甲状腺功能低下者的最佳食品。海带中还含有大量的甘露醇，具有利尿消肿的作用，可防治肾功能衰竭、老年性水肿、药物中毒等。甘露醇与碘、钾、烟酸等协同作用，对防治动脉硬化、高血压、慢性气管炎、慢性肝炎、贫血、水肿等疾病都有较好的效果。海带中的优质蛋白质和不饱和脂肪酸，对心脏病、糖尿病、高血压有一定的防治作用。海带胶质能促使体内的放射性物质随同大便排出体外，从而减少放射性物质在人体内的积聚。

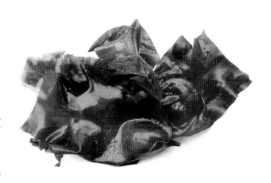

瘦身食谱

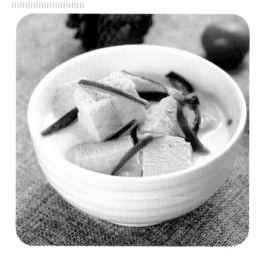

◆ **冻豆腐炖海带**

主　料：冻豆腐（或北豆腐）200 克，海带结 50 克，蘑菇 50 克。

调　料：姜、葱、盐、植物油各适量。

做　法：

1.冻豆腐块挤干水分，海带结洗净，蘑菇洗净撕成小片。

2.锅中加植物油烧热后，放入冻豆腐，略煎一会儿。

3.煎至豆腐表面有些发黄后，倒入水、海带结、姜葱片。

4.煮至水开后，转小火煮 30 分钟，将蘑菇倒入一起煮；出锅前撒盐调味即可。

◆ **香拌海带丝**

主　料：海带丝 200 克。

调　料：盐 2 克，鸡粉 2 克，蒜蓉 2 克，香油 2 克，花椒油 2 克。

做　法：

1.将海带清洗干净在清水中煮熟。

2.将海带放凉后切成细丝，加入鸡粉、盐、蒜茸、香油、花椒油拌匀即可。

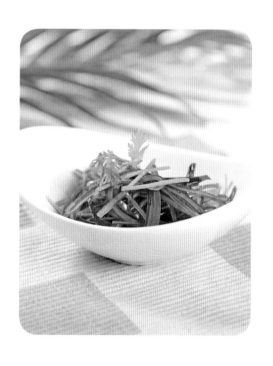

绿豆芽

清肠排毒除脂肪

性味归经 味甘,性寒;归心,胃经。

建议食用量 每餐 100 ~ 200 克。

营养成分

蛋白质、脂肪、碳水化合物、多种维生素、纤维素、胡萝卜素、烟酸、磷、锌等。

瘦身原理

绿豆芽含有丰富的纤维素、维生素和矿物质,有美容排毒、消脂通便、抗氧化的功效。从营养学的角度看,绿豆芽的热量很低,每 100 克绿豆芽仅含 8 卡路热量,而其所含的丰富的纤维素可促进肠蠕动,具有通便的作用,因此,绿豆芽是较好的减肥食物。

生活实用小窍门

饱满、脆而易折断、洁白无杂色、无异味者为佳。

用保鲜膜包裹后放冰箱冷藏,最多保存 2 天。

黄金搭配

绿豆芽 + 冬瓜皮

取适量绿豆芽和冬瓜皮,加醋煮汤饮用,减肥效果佳。

食用功效

绿豆芽中含有维生素 C,可以防治维生素 C 缺乏病;绿豆芽中还含有维生素 B_2,口腔溃疡的人很适合食用;绿豆芽还富含膳食纤维,是便秘患者的健康蔬菜,有预防消化道癌症 (食道癌、胃癌、直肠癌) 的功效;绿豆芽的热量很低,而水分和纤维素含量很高,常吃绿豆芽,可以达到减肥的目的。

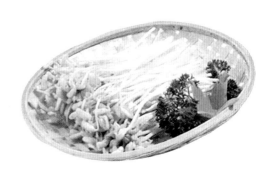

食用宝典

绿豆芽性寒,烹调时应配上一点姜丝,以中和它的寒性,十分适于夏季食用。

烹调时油、盐不宜太多,要尽量保持其清淡爽口的特点。

绿豆芽下锅后要迅速翻炒,适当加些醋,这样能更多地保留绿豆芽的水分及维生素 C,口感好。

瘦身食谱

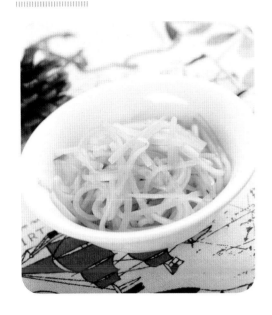

◆ 芹菜焖豆芽

主　料：绿豆芽 50 克，西芹 1 根。

辅　料：葡萄干适量。

调　料：姜、盐、高汤，植物油各适量。

做　法：

1.西芹择洗干净，切段；姜去皮，洗净，切碎，葡萄干泡水约 20 分钟，绿豆芽洗净备用。

2.锅内倒植物油烧热，炝香姜末，再放入西芹、高汤略煮，然后加入绿豆芽、葡萄干，煮约 5 分钟后，加盐调味，快速收干汤汁即可。

◆ 绿豆芽拌面

主　料：面条、绿豆芽各 100 克。

辅　料：黄瓜适量。

调　料：葱、香油、盐各适量。

做　法：

1.将黄瓜和葱分别洗净，切丝；绿豆芽洗净后，用沸水焯熟，沥干水分。

2.锅置火上，加入适量清水，大火煮沸后，下入面条转中火煮 5 分钟至熟后，捞出沥水。

3.面条加入香油、盐、绿豆芽、黄瓜丝和葱丝，拌匀即可。

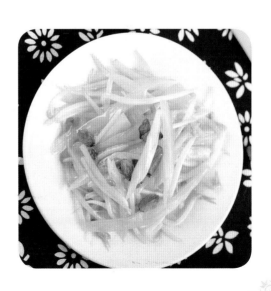

花椰菜

清除宿便

别　　　　名	菜花、花菜、花甘蓝、洋花菜、球花甘蓝、西兰花。
性味归经	性平味甘；归肾、脾、胃经。
建议食用量	每餐 100 ～ 200 克。

营养成分

蛋白质、脂肪、碳水化合物、食物纤维、多种维生素和钙、磷、铁等矿物质。

瘦身原理

花椰菜富含膳食纤维，能促进肠胃蠕动，有助于清除宿便，让体内废物顺利排出，改善便秘，达到减肥的目的。

黄金搭配

花椰菜 + 西红柿

西红柿和花椰菜都能清理血液中的杂质，此搭配能有效地净化血液、增强抗病毒能力，预防心血管疾病。

花椰菜 + 蘑菇

花椰菜含有丰富的营养，可润肺化痰；蘑菇有滋补作用，二者搭配可滋补元气、润肺化痰，提高身体免疫力，改善食欲不振、身体易疲倦等症状。

食用功效

花椰菜含有抗氧化防癌症的微量元素，长期食用可以减少乳腺癌、直肠癌及胃癌等癌症的发病概率。据美国癌症协会报道，众多蔬菜水果中，十字花科的花椰菜和大白菜的抗癌效果最好。

丰富的维生素 K：有些人的皮肤一旦受到小小的碰撞和伤害就会变得青一块紫一块的，这是因为体内缺乏维生素 K 的缘故，补充的最佳途径就是多吃花椰菜。

丰富的维生素 C：花椰菜中的维生素 C 含量较高，能够增强肝脏解毒能力，并能提高机体的免疫力，防止感冒和缺维生素 C 的状况发生。

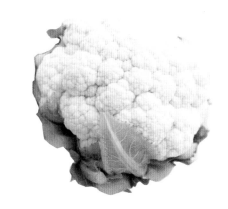

饮食宝典

花椰菜吃的时候要多嚼几次，这样才更有利于营养的吸收。花椰菜焯水后，应放入凉开水内过凉，捞出沥净水后再用。烹调时烧煮和加盐时间不宜过长，以免丧失和破坏营养成分。

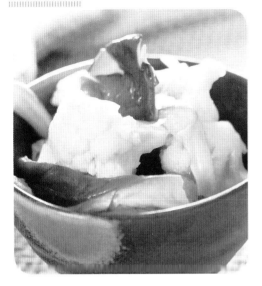

◆ 蘑菇烧花椰菜

主　料：花椰菜 300 克，
蘑菇 200 克。

调　料：食用油、葱丝、
姜丝、盐、味精、水淀粉、
香油各适量。

做　法：

1.花椰菜掰成小朵，洗净；
蘑菇洗净，切片备用。

2.炒锅倒食用油烧热，爆
香葱丝、姜丝，加入花椰
菜，添少量汤烧开，放入
蘑菇片，加盐、味精调味，
翻炒至熟，用水淀粉勾芡，
淋上香油即可。

◆ 花椰菜糊

主　料：花椰菜 500 克。

调　料：盐适量。

做　法：

1.花椰菜去梗，入盐水中浸泡
片刻，洗净，掰成小朵，放入
碗内。

2.蒸锅内加入适量清水大火烧
沸后，放入处理好的花椰菜，
隔水蒸10分钟，至花椰菜变
软。

3.取出小碗，将花椰菜放入凉
开水中过凉，用汤勺将花椰菜
压成糊，放入盐调味即可。

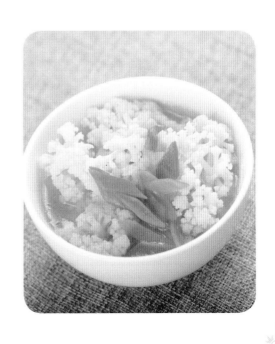

荸荠

清热解毒促代谢

别　　　名 马蹄、南荠、乌芋、马荠、地粟、尾梨。

性味归经 味甘，性寒，归肺、胃经。

建议食用量 每天 100 克。

营养成分

淀粉、蛋白质、粗脂肪、钙、磷、铁、维生素 A、维生素 B_1、维生素 B_2、维生素 C 等，还含有抗癌、降低血压的有效成分——荸荠英。

瘦身原理

荸荠中含有粗蛋白、淀粉，能促进大肠蠕动，利肠通便。另外，荸荠用水煎液服用，可以利尿排毒，特别适用于毒素沉积性肥胖及水肿性肥胖的治疗。

食疗良方

通肠利便：荸荠 500 克，煮熟捣烂，加盐、姜、豆粉，挤成丸子，油炸后捞起。生粉勾芡成卤，浇在丸上，味鲜滑口，可消食开胃，利肠通便。

生活实用小窍门

以个大、紫黑发亮、无破损、肉呈白色、芽粗短、无破损、带点泥土的为好。把荸荠放在太阳下暴晒，待稍干后置阴凉处保存。

食用功效

荸荠中含的磷是根茎类蔬菜中较高的，能促进人体生长发育和维持生理功能的需要，对牙齿骨骼的发育有很大好处，同时可促进体内的糖、脂肪、蛋白质三大物质的代谢，调节酸碱平衡，因此荸荠适于儿童食用。

英国在对荸荠的研究中发现一种"荸荠英"，这种物质对黄金色葡萄球菌、大肠杆菌、产气杆菌及绿脓杆菌均有一定的抑制作用，对降低血压也有一定效果。这种物质还对癌肿有防治作用。

荸荠水煎汤汁能利尿排淋，对于小便淋沥涩通者有一定治疗作用，可作为尿路感染患者的食疗佳品。近年研究发现荸荠含有一种抗病毒物质可抑制流脑，流感病毒，能用于预防流脑及流感的传播。

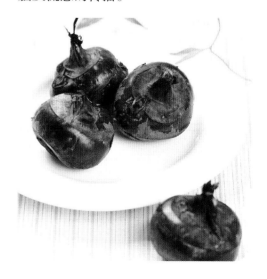

瘦身食谱

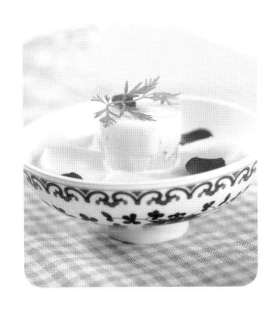

◆ 荠菜荸荠汤

主　料：荠菜 100 克，荸荠 100 克。

辅　料：水发香菇 50 克。

调　料：色拉油、水淀粉、香油、精盐、味精各适量。

做　法：

1.将荠菜洗净切成碎末，荸荠去皮切丁，香菇切丁。

2.锅中加入色拉油，倒入双丁拌匀后加水，高火 12 分钟煮沸。

3.倒入荠菜末，调味后以少许水淀粉勾芡即可。

◆ 奶香荸荠

主　料：荸荠 200 克，牛奶 50 克。

调　料：蜂蜜 10 克。

做　法：

1.将荸荠清洗去除表皮，放入锅中煮熟备用。

2.将煮熟的荸荠加入牛奶、蜂蜜浸泡 30 分钟即可食用。

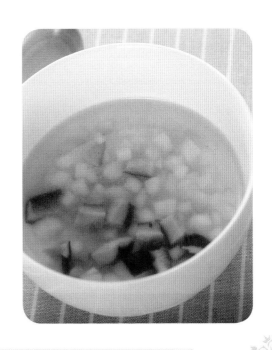

草菇

减慢人体对碳水
化合物的吸收

别　　　名 稻草菇、麻菇、苞脚菇、
兰花菇、贡菇、中国蘑菇。

性 味 归 经 性寒，味甘、咸；归脾、
胃经。

建议食用量 每餐约 50 克。

营养成分

维生素 C、膳食纤维、糖分、氨基酸、粗蛋白、脂肪、灰分、磷、钾、钙等。

瘦身原理

草菇中含有大量的膳食纤维，还含有不饱和脂肪酸，能润滑肠道，促进肠道的蠕动，使食物在肠道中停留的时间短，能降低肠道对脂肪和碳水化合物的吸收，从而控制能量的净摄入量，达到减肥的效果。

选购存储

草菇以菇身粗壮均匀、质嫩、菇伞未开或开展小的质量为好。

短期保存鲜草菇，可以先将鲜草菇用清水洗净后，放入 1% 的盐水中浸泡 10 ~ 15 分钟。捞出沥干水分，装入塑料袋保存。

食用功效

草菇的蛋白质含量高，含有人体必需 8 种氨基酸，是国际公认的"十分好的蛋白质来源"，并有"素中之荤"的美名。草菇的维生素含量丰富，能促进人体新陈代谢，提高人体免疫力，并具有解毒作用，如铅、砷、苯进入人体时，可与其结合，随小便排出。草菇能够减慢人体对碳水化合物的吸收，是糖尿病患者的良好食品。草菇还能消食祛热、滋阴壮阳、增加乳汁、防止维生素 C 缺乏病、促进创伤愈合、护肝健胃，是优良的食药兼用型营养保健食品。

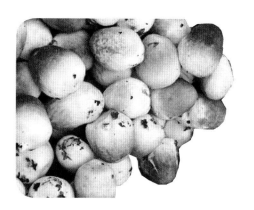

食用宝典

草菇可炒、熘、烩、烧、酿、蒸等，也可做汤，或做各种荤菜的配料，无论鲜品还是干品都不宜浸泡时间过长。中医认为草菇性寒，比较适合夏季食用。

瘦身食谱

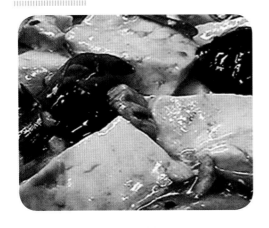

◆ 草菇炖豆腐

主　料：豆腐500克，草菇20克。

辅　料：竹笋15克，油菜心25克。

调　料：盐3克，酱油20克，味精2克，黄酒10克，淀粉10克，香油5克。

做　法：

1.竹笋去壳去皮后洗净切片；油菜心择洗干净；淀粉加适量水调匀。

2.将豆腐切块，放在锅内，加清水、少许精盐，用小火炖10分钟后，捞出沥净水。

3.锅架火上，放入香油，烧热后倒少量黄酒和清汤100毫升，并加水发草菇、笋片、菜心、少许精盐、酱油、味精、豆腐块，烧沸后用水淀粉勾芡出锅即可。

◆ 草菇蛋花汤

主　料：草菇100克，鸡蛋2个，鸡脯肉适量。

调　料：鲜奶、盐、水淀粉、料酒、植物油、葱末各适量。

做　法：

1.鸡脯肉洗净，切丝，用料酒、盐拌匀；草菇洗净，切片；鸡蛋放入碗中打散。

2.将植物油入锅烧热，爆香葱末，倒入鸡丝、草菇片炒3分钟至熟。

3.倒入鲜奶和适量清水。加盖焖煮5分钟，再加入蛋液略煮片刻，用水淀粉勾芡，加盐调味即可。

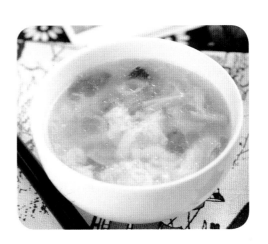

香菇

防止动脉粥样硬化

别　　　名 香蕈、香信、厚菇、花菇、冬菇。

性 味 归 经 性平，味甘；归脾、胃经。

建议食用量 每餐约 50 克。

营养成分

蛋白质、脂肪、碳水化合物、叶酸、膳食纤维、核黄素、烟酸、维生素 C、钙、磷、钾、钠、镁、铁等。

瘦身原理

香菇里面含有一种十分特别的酸性成分，能够有效地降低血脂和胆固醇，帮助人体快速的减肥，香菇中还含有丰富的膳食纤维，可以促进肠胃的蠕动，帮助身体清除垃圾，预防排便不畅等症状，有效地减小腹。另外，它还能够抑制脂肪的吸收，减肥的效果较明显。

黄金搭配

香菇 + 木瓜

木瓜中含有木瓜蛋白酶和脂肪酶，与香菇同食具有降压减脂的作用。

香菇 + 豆腐

香菇与豆腐搭配，具有健脾养胃、增加食欲的功效。

食用功效

香菇营养丰富，具备多种养生功效。香菇菌盖部分含有双链结构的核糖核酸，进入人体后，会产生具有抗癌作用的干扰素；香菇中含有嘌呤、胆碱、酪氨酸、氧化酶以及某些核酸物质，能起到降血压、降胆固醇、降血脂的作用，可预防动脉硬化、肝硬化等疾病；香菇还对糖尿病、肺结核、传染性肝炎、神经炎等疾病起治疗作用，又可用于消化不良、便秘等病症。

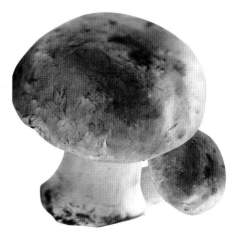

食用宜忌

香菇适合贫血者、抵抗力低下者和高血脂、高血压、动脉硬化、糖尿病、癌症、肾炎患者食用。正常人亦可经常选用。

药典论述

1.《本草求真》："香蕈味甘性平，大能益胃助食，及理小便不禁。"

2.《医林纂要》："可托痘毒。"

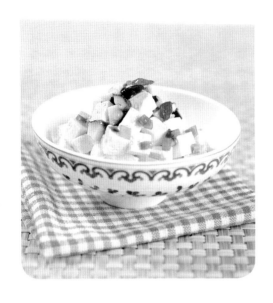

◆ 香菇豆腐

主　料：香菇 150 克。

辅　料：豆腐 150 克，清汤 100 克，葱 5 克，姜 5 克。

调　料：盐 2 克，香油 3 克，鸡粉 2 克，胡椒粉适量。

做　法：

1.将鲜香菇洗净去根，加葱、姜、清汤煮熟捞出切成粒备用。

2.豆腐切成方块加盐、鸡粉、清汤煨入味。

3.香菇粒加盐、鸡粉、胡椒粉、香油调好味撒在豆腐上即可。

◆ 冬菇烧白菜

主　料：白菜 200 克，冬菇 30 克。

调　料：盐、植物油、葱、姜、高汤各适量。

做　法：

1.冬菇用温水泡发，去蒂，洗净；白菜洗净，切成段；葱、姜分别洗净，切成末。

2.锅置火上，放适量植物油烧热后，下葱末、姜末爆香，再放入白菜段炒至半熟后，放入冬菇和高汤，转中火炖至软烂，加盐调味即可。

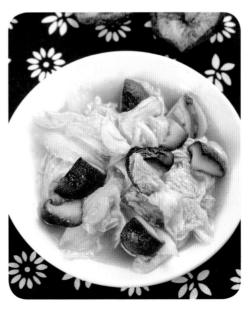

二、利于减脂瘦身的瓜果

香蕉

·—3·减肥时的理想水果

别　　　名 蕉子、蕉果、甘蕉。

性 味 归 经 性寒，味甘；归肺、大
　　　　　　肠经。

建议食用量 每天1～2个。

营养成分

碳水化合物、蛋白质、粗纤维，及磷、钙、镁、锰、锌、铜、铁等。

瘦身原理

香蕉中含有丰富的B族维生素和维生素C，脂肪含量很低，钾含量较高。香蕉又饱肚又低脂，常食可减少脂肪在下身积聚，是减肥的理想食品。此外，香蕉更具有显著的润肠通便作用，因此十分利于减肥。据研究，每天食用3～5根香蕉，可达到十分良好的减肥效果。

药典论述

1. 《本草求原》："止咳润肺解酒，清脾滑肠，脾火盛者食之，反能止泻止痢。"

2. 《本草纲目拾遗》："收麻风毒。两广等地湿热，人多染麻风，所属住处，人不敢处，必种香蕉木本结实于院中，一年后，其毒尽入树中乃敢居。"

食用功效

香蕉含有大量糖类物质及其他营养成分，可充饥、补充营养及热量；香蕉性寒能清肠热，味甘能润肠通便，可治疗热病烦渴等症；香蕉能缓和胃酸的刺激，保护胃黏膜；香蕉属于高钾食品，钾离子可强化肌力及肌耐力，因此特别受运动员的喜爱，同时钾对人体的钠具有抑制作用，多吃香蕉，可降低血压，预防高血压和心血管疾病；香蕉果肉甲醇提取物对细菌、真菌有抑制作用，可消炎解毒。

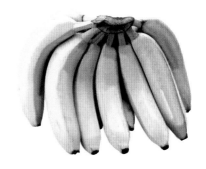

食用宜忌

香蕉中有较多的镁元素，镁是影响心脏功能的敏感元素，对心血管产生抑制作用。空腹吃香蕉会使人体中的镁骤然升高从而对心血管产生抑制作用，不利于身体健康。

瘦身食谱

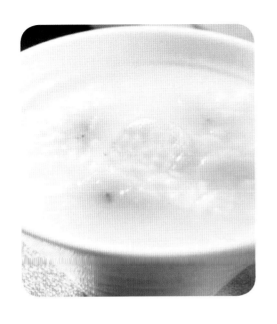

◆ 香蕉百合银耳汤

主　料：干银耳15克，鲜百合120克，香蕉2根。

辅　料：枸杞子5克，冰糖100克，水适量。

做　法：

1.将干银耳泡水2小时，拣去老蒂及杂质后撕成小朵，加适量水入蒸笼蒸30分钟取出备用。

2.新鲜百合剥开洗净去老蒂。

3.香蕉去皮，切为0.3厘米的小片。

4.将所有材料放入炖盅中，加冰糖入蒸笼蒸30分钟即可。

◆ 香蕉粳米粥

主　料：新鲜香蕉250克，粳米100克。

调　料：冰糖适量。

做　法：

1.先将香蕉去皮，切成丁状。

2.粳米淘洗干净，以清水浸泡2小时后捞出沥干。

3.将锅放火上，倒入适量清水，加入粳米，用旺火煮沸，再加入香蕉丁、冰糖，改用小火熬30分钟即成。

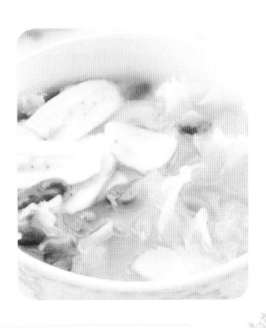

苹果

消除水肿防便秘

别　　名 平安果、智慧果、柰、柰子、平波、滔婆。

性味归经 性平，味甘、酸；归脾、肺经。

建议食用量 每天1～2个（200～300克）。

营养成分

糖类、蛋白质、脂肪、膳食纤维、钾、钙、磷、铁、锌、胶质、有机酸、胡萝卜素、维生素 B_1、维生素 B_2、维生素 C、烟酸、山梨醇、香橙素、黄酮类化合物等。

瘦身原理

苹果中含有水溶性纤维质果胶，该物质有清肠及防止下半身肥胖之功效。苹果中还含丰富的钾，可排除体内多余的钠盐，十分有利于减肥。

选购存储

苹果以个大适中、果皮光洁、颜色艳丽、软硬适中、果皮无虫眼和损伤、肉质细密、酸甜适度、气味芳香者为佳。

苹果应在低温增湿环境下保存，可包在塑料袋里放在冰箱中冷藏保存。切开或削皮的苹果可以在冷开水或柠檬汁中短时间存放，以防止氧化变褐。

食用功效

在空气污染的环境中，多吃苹果可改善呼吸系统和肺功能，保护肺部免受污染和烟尘的影响；苹果中含的多酚及黄酮类天然化学抗氧化物质，可以减少患癌的危险；苹果特有的香味可以缓解压力过大造成的不良情绪，还有提神醒脑的功效；苹果中富含粗纤维，可促进肠胃蠕动，协助人体顺利排出废物，减少有害物质对皮肤的危害；苹果中含有大量的镁、硫、铁、铜、碘、锰、锌等矿物质，可使皮肤细腻、润滑、红润有光泽。

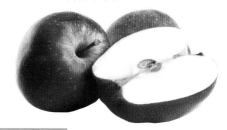

食用宜忌

苹果的营养很丰富。吃苹果时最好细嚼慢咽，这样有利于消化和吸收。食欲不振者不要饭前或饭后马上吃水果，以免影响正常的进食及消化。

黄金搭配

苹果＋鱼肉

苹果中富含果胶，有止泻的作用，与清淡的鱼肉搭配，营养丰富，美味可口。

苹果＋洋葱

苹果和洋葱都含有黄酮类天然抗氧化剂，同食可保护心脏。

瘦身食谱

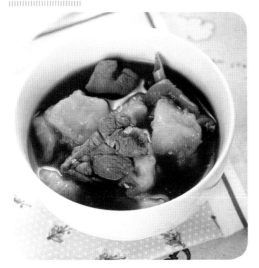

◆ 苹果玉米羹

主 料：苹果 2 个，玉米粉 50 克。

调 料：红糖、红酒各适量。

做 法：

1. 苹果洗净，去皮、核，切丁。

2. 锅内放入苹果丁、玉米粉、红糖，加适量清水，大火烧沸，改用小火煮 5 分钟，关火后加入红酒，搅匀即成。

◆ 苹果鸡

主 料：鸡肉 500 克，苹果 2 个，水发口蘑 25 克。

调 料：葱、姜、酱油、白糖、盐、淀粉、清汤、植物油各适量。

做 法：

1. 将口蘑切成薄片；将鸡肉切成小块；苹果也切成小块将鸡块冷水下锅氽烫好后捞出。

2. 锅置火上，倒入植物油后放入氽烫好的鸡块快炒，放入白糖和醋快速翻炒后，倒少许酱油上色，然后加入切好的苹果。

3. 加少许水盖上盖子煮至汤汁收干即可出锅，出锅前滴上几滴鸡汁拌匀。

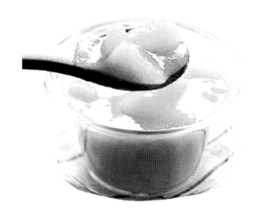

西瓜

利尿通淋消水肿

别　　　名 寒瓜、夏瓜、水瓜。

性 味 归 经 性寒，味甘；归心、胃、膀胱经。

建议食用量 每天 200 克左右。

营养成分

糖类、镁、维生素 A、泛酸、维生素 B_{12}、维生素 C、磷、钾、配糖体、蛋白酶等。

瘦身原理

西瓜含有大量葡萄糖、苹果酸、果糖、番茄红素及丰富的维生素 C 等物质，是一种富有营养、纯净、食用安全的食品。西瓜是生果中的利尿专家，多吃可减少留在身体中的多余水分，而且本身的糖分也不多，多吃不致以发胖，西瓜中所含的钾是美丽双腿所必需的元素。

黄金搭配

西瓜皮 + 红小豆

西瓜皮与红小豆相宜，二者煎汤当茶饮用，具有利水消肿的功效。

西瓜 + 鳝鱼

西瓜与鳝鱼相宜，二者搭配有补虚损、祛风湿的功效。

食用功效

西瓜可清热解暑，除烦止渴；西瓜中含有大量的水分，在急性热病发烧、口渴汗多、烦躁时，吃上一块又甜又沙、水分十足的西瓜，症状会显著改善；西瓜所含的糖和盐能利尿并消除肾脏炎症，所含的蛋白酶能把不溶性蛋白质转化为可溶的蛋白质，增加肾炎病人的营养；西瓜还含有能使血压降低的钾元素；吃西瓜后尿量会明显增加，这可以减少胆色素的含量，并可使大便通畅，对治疗黄疸有一定作用；新鲜的西瓜汁和鲜嫩的瓜皮可增加皮肤弹性，减少皱纹，增添皮肤光泽。

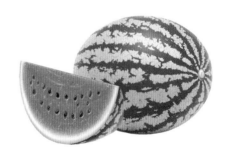

食用宜忌

宜食：高血压、肾炎、肝炎、胆囊炎、黄疸、中暑、肾炎、尿路感染、口疮、醉酒等患者宜食。

忌食：若素体脾胃虚寒，大便溏泄者，少食为佳。糖尿病、肾功能不全者及感冒患者忌食。

瘦身食谱

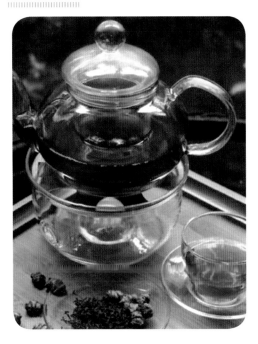

◆ 西瓜汁

主　料：西瓜 200 克，柠檬 1/2 个。

调　料：蜂蜜、冰块各适量。

做　法：

西瓜切皮去籽后切成小块，柠檬去皮也切成小块，与蜂蜜、冰块一起打成西瓜汁即可。

◆ 西瓜荷斛茶

主　料：西瓜肉 100 克。

辅　料：荷叶、石斛各 5 克，绿茶 3 克。

调　料：蜂蜜适量。

做　法：

1. 将西瓜肉、荷叶、石斛洗净，放入锅中，用水煎煮，去渣取药汁。

2. 用药汁冲泡绿茶后，加入蜂蜜，即可饮用。

3. 每日 1 剂。不拘时，代茶饮。

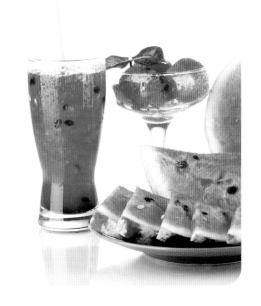

猕猴桃
润肠通便助减肥

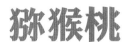

别　　名 毛桃、藤梨、奇异果。

性味归经 性寒，味甘、酸；归脾、
　　　　 胃经。

建议食用量 每天1~2个（100~200
　　　　　 克）。

营养成分

维生素C、钾元素、糖类、蛋白
质、脂肪、磷、钙、镁、铁、胡萝卜素、
硫胺素、猕猴桃碱等。

瘦身原理

猕猴桃含有丰富的膳食纤维，可
以促进胃肠蠕动，促进食物的消化。
此外，猕猴桃还含有丰富的果胶，果
胶有润肠通便的作用，可以帮助清除
肠道中的残留废料，促进排便，改善
便秘。所以，多吃猕猴桃对减肥帮助
甚大。

黄金搭配

猕猴桃+酸奶

猕猴桃与酸奶搭配可促进肠道健
康，帮助肠内益生菌的生长，有利于
便秘的缓解。

猕猴桃+姜汁

猕猴桃与姜汁相宜，可和胃止呕。

食用功效

猕猴桃是一种降压功效极高的水
果，它含有很多对人体健康有益的矿
物质，包括丰富的钾、镁、铜、钙、铁，
还含有胡萝卜素和维生素C、维生素E。
多食用猕猴桃可促进钙的吸收，预防
老年骨质疏松，抑制胆固醇的沉积，
从而防治动脉硬化；多食用猕猴桃，
还能阻止体内产生过多的过氧化物，
防止老年斑的形成，延缓人体衰老。

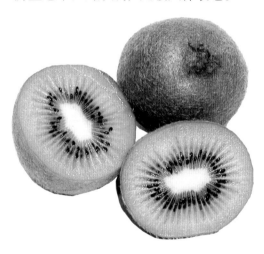

食用宜忌

宜食：适宜高血压、心脏病、动
脉硬化、消化道疾病、癌症患者和孕
妇食用。

忌食：脾胃虚寒者不宜多食。

药典论述

《本草拾遗》载："猕猴桃味咸温
无毒，可供药用，主治骨节风，瘫痪
不遂，长年白发，痔病，等等。"

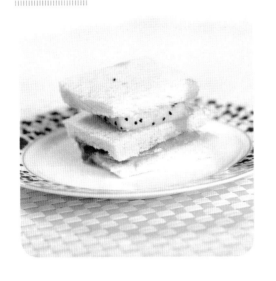

◆ 猕猴桃蜂蜜饮

主　料：猕猴桃3个。

调　料：蜂蜜适量。

做　法：

1.将猕猴桃洗干净，去皮，切块。放入果汁机中打成果汁。

2.加入蜂蜜即可饮用。

◆ 迷你三明治

主　料：吐司面包4片，猕猴桃1个，三明治火腿1片。

辅　料：草莓果酱20克，卡夫奇妙酱15克，生菜30克。

做　法：

1.吐司面包切去边皮备用。

2.猕猴桃切成薄片，三明治火腿顶刀切成片备用。

3.面包片上均匀码放猕猴桃片，在抹上草莓果酱，压上一片面包片，再放上生菜叶和火腿片，抹上卡夫奇妙酱再盖上一片面包，轻压下，用刀对角切成三角形即可食用。

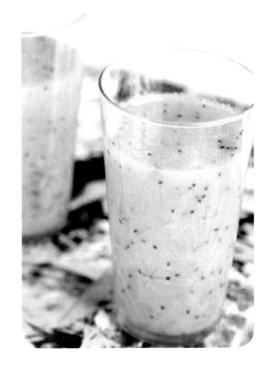

柠檬

减少脂肪在体内的堆积

别　　名　柠果、黎檬、洋柠檬、益母果。

性味归经　性凉，味酸；归肝、胃经。

建议食用量　每次 100 ~ 200 克。

营养成分

维生素 C、糖类、钙、磷、铁、维生素 B_1、维生素 B_2、烟酸、奎宁酸、柠檬酸、苹果酸、橙皮苷、柚皮苷、香豆精、高量钾元素和低量钠元素等。

瘦身原理

柠檬富含柠檬酸有助消化，含丰富的维生素 C，还含有有益血管健康的抗氧化剂，能促进肠道蠕动，加快排便。通过柠檬促进肠道蠕动的作用，来减少脂肪等物质在体内的堆积。

食用宜忌

宜食：柠檬适宜暑热口干烦渴、消化不良、胃呆呃逆者食用；适宜维生素 C 缺乏者食用；适宜孕妇胎动不安时食用；适宜肾结石者食用；适宜高血压、心肌梗死患者食用。

忌食：柠檬味极酸，易伤筋损齿，不宜食过多。牙痛者忌食，糖尿病人亦忌。另外，胃及十二指肠溃疡或胃酸过多患者忌用。

食用功效

柠檬含有丰富的有机酸，其味极酸，柠檬汁有很强的杀菌作用，对保持食品卫生很有好处；柠檬富有香气，能祛除肉类、水产的腥膻之气，并能使肉质更加细嫩，柠檬还能促进胃中蛋白分解酶的分泌，增加胃肠蠕动。

柠檬汁中含有大量柠檬酸盐，能够抑制钙盐结晶，从而阻止肾结石形成，甚至已成为结石也可被溶解掉，所以食用柠檬能防治肾结石，使部分慢性肾结石患者的结石减少、变小；柠檬富含的维生素 C 和维生素 P 可以防治心血管疾病，能缓解钙离子促使血液凝固的作用，可预防和治疗高血压和心肌梗死。

柠檬中的柠檬酸有收缩、增固毛细血管，降低通透性，提高凝血功能及血小板数量的作用；鲜柠檬维生素含量极为丰富，是美容的天然佳品，能防止和消除皮肤色素沉着，具有美白作用。

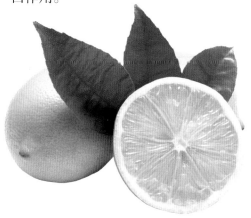

瘦身食谱

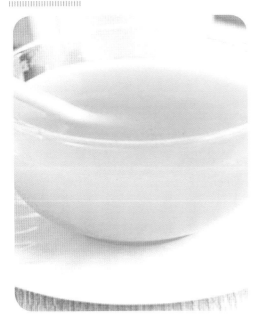

◆ 柠檬草苦瓜茶

主　料：苦瓜30克，柠檬草、荷叶各6克，蜂蜜适量。

做　法：

1.将苦瓜切片，放入热水中煮沸。

2.加入荷叶、柠檬草冲泡10分钟后，加入蜂蜜，即可饮用。

3.每日1剂，分2次温服。

◆ 芹菜柠檬汁

主　料：芹菜（连叶）30克，柠檬半个，苹果1个。

调　料：精盐、冰片各少许。

做　法：

1.选用带有新鲜嫩叶的芹菜，洗净后切段。

2.柠檬、苹果去皮，与切段的芹菜一起放进压榨器中榨汁。

3.加入少许精盐与冰片，调匀好可饮用。

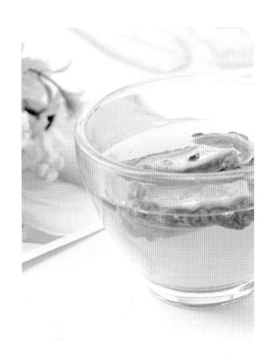

柚子

降血糖、降血脂

别　　　名 文旦、霜柚。

性 味 归 经 性寒，味甘、酸；归肺、
胃经。

建议食用量 每天约100克。

营养成分

糖类、维生素 B_1、维生素 B_2、维生素 C、维生素 P、胡萝卜素、钾、磷、枸橼酸等。

瘦身原理

现代医药学研究发现，柚肉中含有非常丰富的维生素 C 以及类胰岛素等成分，故有降血糖、降血脂、减肥、美肤养容等功效。经常食用,对糖尿病、血管硬化等疾病有辅助治疗作用，对肥胖者有健体养颜功能。

温馨提示

柚子皮即为常用中药化橘红。其中所含柠檬烯和派烯，吸入后，可使呼吸道分泌物变多变稀，有利于痰液排出，具有良好的祛痰镇咳作用，是治疗慢性咳喘及虚寒性痰喘的佳品。

柚子皮营养丰富，还具有暖胃、化痰、润化喉咙等食疗作用。还可以用来洗澡、美容和防蚊。柚皮放入冰箱，可以有效地消除冰箱中的异味。

食用功效

柚子中含有大量的维生素 C，能降低血液中的胆固醇；柚子的果胶不仅可降低低密度脂蛋白胆固醇水平，而且可以减少动脉壁的损坏程度。柚子还有增强体质的功效、并帮助身体更容易吸收钙及铁，且含有天然叶酸，有预防孕妇贫血症状发生和促进胎儿发育的功效；新鲜的柚子肉中含有类似于胰岛素的成分铬，能降低血糖。

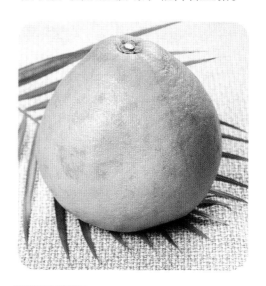

食用宜忌

宜食：柚子适宜消化不良者食用；适宜慢性支气管炎、咳嗽、痰多气喘者食用；适宜饮酒过量后食用。

忌食：因其性凉，故气虚体弱之人不宜多食。柚子有滑肠之效，故腹部寒冷、常患腹泻者宜少食。

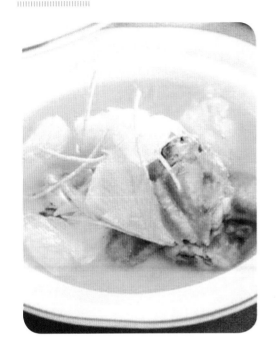

◆ 柚子肉炖鸡

主　料：柚子1个（最好选用隔年越冬品种），白条雄鸡1只（约500克）。

做　法：

1.雄鸡洗净清空内脏，柚子去皮。

2.将柚子肉放入鸡肚内，置于炖锅中，加适量清水，隔水炖熟调味即可。

◆ 蜂蜜柚子茶

主　料：连皮带瓤柚子500克，蔗糖100克，槐花蜜250克，盐适量。

做　法：

1.将柚子用温水洗净，用干净的毛巾吸去水分。然后将柚子剥开，注意要分三部分。首先是柚子皮（含油的那部分），然后是柚子皮与柚子果肉之间的白瓤，最后是柚子果肉。

2.将柚子皮切成大约4～5厘米长，宽度0.1～0.2厘米，切好后放在盐水里腌1小时，然后用中火煮10分钟，脱去苦味。

3.把处理好的柚子皮和柚子肉放入锅中，加入适量清水，用中小火熬1小时，熬至粘稠，柚皮金黄透亮即可。

4.待放凉后，加入蔗糖、槐花蜜，密封后放在冷藏柜中，大概10天后就可以开封食用，存放时间越久，味道越好。

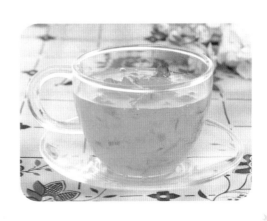

梨

富含果胶通大便

别　　名 雪梨、香水梨、青梨。

性味归经 性凉，味甘、微酸；归肺、胃经。

建议食用量 每天 1 ~ 2 个（200 ~ 300 克）。

营养成分

蛋白质、脂肪、维生素 B_1、维生素 B_2、维生素 C、钙、磷、铁、胡萝卜素、葡萄糖、果糖、蔗糖、有机酸、配糖体、酸鞣等。

瘦身原理

梨含有大量的维生素，而且梨含水量也很丰富，可以为身体提供水分还可以给人饱腹感，起到减少食欲的功效。

黄金搭配

雪梨 + 冰糖

冰糖有补中益气，和胃润肺的功效。冰糖炖雪梨养阴生津，润肺止咳，对肺燥、肺虚、风寒劳累所致的咳喘有很好的辅助治疗作用。

梨 + 陈皮

梨和橘皮适合干咳的人喝，尤其对嗓子干痒，咽炎患者，经常服用可以缓解症状。

食用功效

梨中含有丰富的维生素和矿物质。梨鲜嫩多汁，含有高达 86% 的水分，能促进食欲，祛痰止咳，对咽喉有养护作用。

梨性凉并能清热镇静，能改善头晕目眩等症状；梨中的果胶含量很高，有助于消化、通利大便。梨含有大量的水和有机酸等物质，有降火解暑的功效，十分有利于保持大小便畅通，是天热时补充水分和营养的佳品。

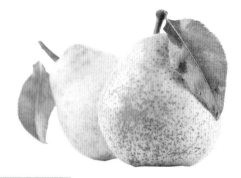

食用宜忌

宜食：适宜心脏病、肝炎、口渴、支气管炎、高血压者食用。

忌食：腹泻、胃寒者少食或不食。

药典论述

1.《本草通玄》："生者清六腑之热，熟者滋五脏之阴。"

2.《本草求原》："梨汁煮粥，治小儿疳热及风热昏躁。"

3.《本草纲目》："润肺凉心，消痰降火，解疮毒酒毒。"

瘦身食谱

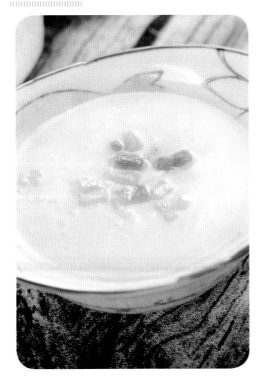

◆ 冰糖蒸梨

主　料：雪梨1个。

调　料：冰糖适量。

做　法：

1.梨洗净，去皮，切两半，将核去掉。

2.把冰糖放在梨核的位置，梨放入碗内，上锅隔水蒸15分钟即可。

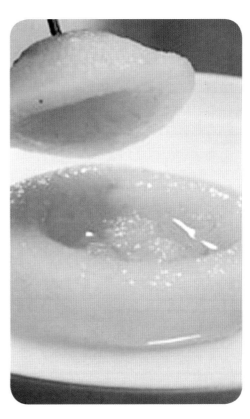

◆ 梨汁糯米粥

主　料：雪梨2个，糯米100克。

调　料：冰糖适量。

做　法：

1.将雪梨去核捣碎，然后去渣留汁。

2.将洗净的糯米和冰糖放进雪梨汁中同煮成粥即可。

三、利于减肥瘦身的五谷杂粮

脂肪是吃出来的，一般认为节食能减肥，其实，合理的饮食也会减掉多余的脂肪。我们不妨利用一些降脂的普通食物，帮助你减掉体内脂肪。

玉米

减肥美容，保健佳品

别　　　名 棒子、苞米、苞谷、玉蜀黍。

性 味 归 经 性平，味甘；归脾、胃、肾经。

建议食用量 每餐 80 ~ 100 克。

营养成分

蛋白质、脂肪、淀粉、维生素 B_1、维生素 B_2、维生素 B_6、维生素 A、维生素 E、胡萝卜素、纤维素及磷、钙、铁等。

瘦身原理

玉米是一种粗纤维食物，也是一种减肥食物，同等的玉米和米饭相比所含的热量是相差无几的，但玉米可以帮助肠道蠕动，进而促进消化和吸收，减少体内脂肪的堆积，对减肥有不错的辅助作用。因此，玉米是可以被减肥人士作为主食的。

食用功效

玉米含有的不饱和脂肪酸中，亚油酸的比例高达 60％以上，它和玉米胚芽中的维生素 E 协同作用，可降低血液胆固醇浓度并防止其沉积于血管壁，对冠心病、动脉粥样硬化、高血脂及高血压等都有一定的预防和治疗作用。玉米中还含有一种长寿因子——谷胱甘肽，它在硒的参与下，生成谷胱甘肽还原酶，具有清除自由基、延缓衰老的功效。玉米中还含有丰富的膳食纤维、胡萝卜素、B 族维生素和矿物质。

食用宜忌

宜食：尤适宜脾胃气虚、气血不足、营养不良、动脉硬化、高血压、高脂血症、冠心病、心血管疾病、肥胖症、脂肪肝、癌症和记忆力减退患者；习惯性便秘、慢性肾炎水肿患者以及中老年人食用。

忌食：脾胃虚弱者，食后易腹泻。

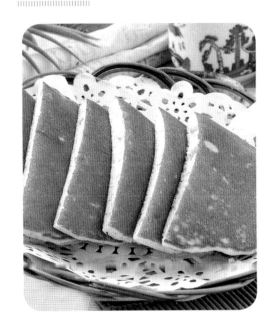

◆ 松仁玉米

主　料：玉米粒 200 克。

辅　料：松仁 50 克。

调　料：盐 2 克，香油 3 克，鸡粉 2 克，植物油适量。

做　法：

1. 玉米粒焯水。

2. 热锅后，放入松仁炒香后即可盛出，注意不要在锅内停留太久。

3. 锅中加植物油烧热，倒入玉米粒，炒至入味，再加炒香的松仁和鸡粉、盐、香油即可。

◆ 玉米饼

主　料：玉米粉 500 克，麦芽糖 150 克。

调　料：砂糖、食用油各适量。

做　法：

1. 将麦芽糖倒入水中混合，再倒入锅中烧开。

2. 糖水沸腾后，倒入玉米粉，搅拌匀匀。

3. 将面团擀成厚片。

4. 将植物油下锅，炸至面饼呈金黄色即可。

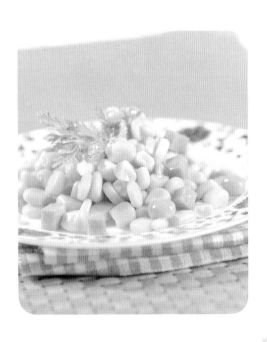

红薯
排毒通便易消化

别　　　名 蕃薯、地瓜、甘薯。

性味归经 性平，味甘；归脾、胃、大肠经。

建议食用量 每次约150克。

营养成分

糖、蛋白质、脂肪、粗纤维、胡萝卜素、维生素 B_1、维生素 B_2、维生素 C 和钙、磷、铁等。

瘦身原理

红薯含有丰富的膳食纤维、钾、果胶及维生素，能够降低血脂，增强饱腹感，同时有助于维持人体电解质平衡，促使尿酸的排泄，对防治肥胖症有一定的疗效。

药典论述

1.《本草纲目拾遗》中载：番薯"补中，和血，暖胃，肥五脏。白皮白肉者，益肺生津。煮时加生姜一片调中与姜枣同功；同红花煮食，可理脾血，使不外泄"。

2.《随息居饮食谱》称："食补脾胃，益气力，御风寒，益颜色。凡渡海注船者，不论生熟，食少许即安。"红薯与醋煮食，消全身浮肿。若煮熟食，饮少许黄酒，再饮红糖姜茶，治产妇腹痛。

食用功效

红薯含有丰富的糖、纤维素和多种矿物质和维生素，其中胡萝卜素、维生素 C 和钾尤多。经过蒸煮后，红薯内部淀粉发生变化，膳食纤维增加，能有效刺激肠道的蠕动，促进排便。红薯中还含有大量的黏液蛋白，能够防止肝脏和胃脏结缔组织萎缩，提高人体免疫力。红薯中还含有丰富的矿物质，对于维持和调节人体功能，起着十分重要的作用，其中的钙和镁可以预防骨质疏松症。红薯中还含有很多植物化学物质，能够防治结肠癌和乳腺癌。

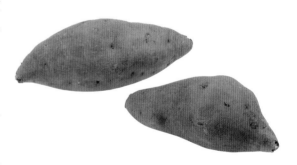

食用宜忌

红薯适宜放置在阴凉、通风、干燥处保存。需注意防潮、防霉。清洗时要注意，用刷子轻轻刷掉红薯表皮上的泥土，刷洗干净即可，尽量不要破坏红薯的外皮，以免导致红薯贮存时间变短。

瘦身食谱

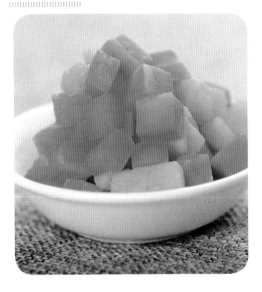

◆ 红薯粥

主　料：红薯500克，粳米100克。

做　法：

1. 将洗净的红薯去皮切成丁，粳米淘洗干净。

2. 在锅中放入适量的清水，加入红薯丁和粳米，先用大火烧开，然后再换成小火熬成粥即可。

◆ 红薯拌胡萝卜

主　料：红薯、胡萝卜、熟黑芝麻少许。

调　料：盐、白糖、香油各适量。

做　法：

1.红薯、胡萝卜洗净去皮，处理成小块。

2.锅中放水煮开后，加入红薯块和胡萝卜块煮1~2分钟至熟，捞出沥干水分。

3.将煮好的红薯块和胡萝卜块放入碗中，加盐、少量白糖拌匀。在表面撒少许黑芝麻，淋上香油即可。

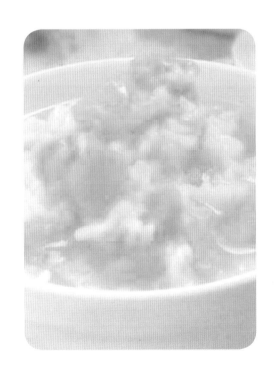

黑豆

——消水肿，排宿便

别　　名 黑黄豆、乌豆、料豆。
性味归经 性平，味甘；归脾、肾经。
建议食用量 每餐约 30 克。

营养成分

蛋白质、脂肪、维生素、微量元素、皂苷、黑豆色素、黑豆多糖、异黄酮等。

瘦身原理

黑豆中膳食纤维含量高达 10% 以上，可以去水肿、排宿便，还可以抑制食欲，预防冬季发胖。

瘦身良方

将 15 颗干燥的黑豆放到平底锅中，干煎一下，待黑豆的表皮裂开后，将黑豆放入杯中。将 150 毫升的水煮沸后，倒入杯中，盖上杯盖闷泡 5 分钟后即可饮用。

黄金搭配

黑豆 + 谷类
所含氨基酸互补，营养更全面。
黑豆 + 红枣
黑豆补肾补血，红枣补中益气，两者搭配，补肾补血功效更强。

食用功效

黑豆中蛋白质含量高达 36% ~ 40%，含有 18 种氨基酸，特别是人体必需的 8 种氨基酸；黑豆还含有不饱和脂肪酸，其不饱和脂肪酸含量达 80%，吸收率高达 95% 以上，除能满足人体对脂肪的需要外，还有降低血中胆固醇的作用。黑豆中营养元素如锌、铜、镁、钼、硒、氟等的含量都很高，其中的一些微量元素对延缓人体衰老、降低血液黏稠度非常重要。

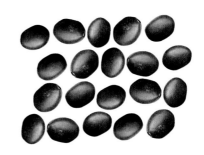

食用宜忌

黑豆一般人群均可食用。尤其适宜脾虚水肿、脚气浮肿、体虚、小儿盗汗、自汗者食用。可治疗热病后出虚汗等症。此外，黑豆也适宜妊娠腰痛或腰膝酸软、白带频多、产后中风、四肢麻痹者食用，需要注意的是，儿童及肠胃功能不良者不要多吃。

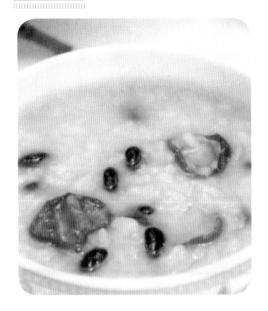

◆ 巴戟天黑豆鸡汤

主 料：巴戟天 15 克，黑豆 100 克，鸡腿 1 只。

调 料：盐、胡椒粒、调味料各适量。

做 法：

1. 将鸡腿洗净、剁块，放入沸水中氽烫，去除血水。

2. 黑豆淘洗干净，与鸡腿、巴戟天、胡椒粒一起放入锅中，加水至盖过所有材料。

3. 用大火煮开，再转成小火继续炖煮约 40 分钟待熟时，加入调味料即成。

◆ 黑豆山楂杞子粥

主 料：黑豆 50 克，山楂 100 克。

辅 料：枸杞子 20 克。

调 料：红糖 20 克。

做 法：

1.山楂去核、切碎，与枸杞子、黑豆同入砂锅，加足量水，浸泡 1 小时至黑豆泡透。

2.用大火煮沸，改小火煮 1 小时，待黑豆酥烂，加红糖拌匀即可。适宜于肝肾阴虚型高血压、脂肪肝等患者食用。

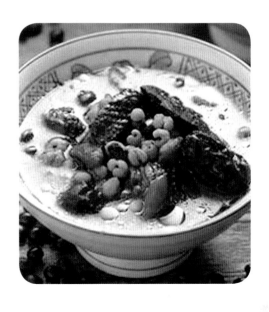

燕麦
润肠通便，瘦身养颜

别　　　　名	莜麦、油麦、玉麦。
性 味 归 经	性平，味甘；归肝、脾、胃经。
建议食用量	每餐 20 ~ 40 克。

营养成分

粗蛋白质、水溶性膳食纤维、脂肪、B 族维生素、烟酸、叶酸、泛酸、维生素 E、磷、铁、钙等。

瘦身原理

燕麦含有高黏稠度的可溶性纤维，能延缓胃的排空，增加饱腹感，控制食欲，达到瘦身的效果。燕麦富含的维生素 E、铜、锌、硒、镁，能清除人体内多余的自由基，对皮肤有益。丰富的膳食纤维能润肠通便，有效地排出毒素，从而起到养颜的作用。

黄金搭配

燕麦 + 牛奶

有利于蛋白质，膳食纤维，维生素，及多种微量元素的吸收。

燕麦 + 山药

益寿延年，是糖尿病、高血压、高血脂患者的食疗佳肴。

燕麦 + 南瓜

益肝和胃,润肠通便,降血压,降血脂。

食用功效

燕麦可降低人体三酰甘油和低密度脂蛋白，预防冠心病，防治糖尿病，有利于减少糖尿病心血管并发症的发生；燕麦可通便导泄，对于习惯性便秘患者有很好的帮助；此外，燕麦中含有的钙、磷、铁、锌、锰等矿物质也有预防骨质疏松、促进伤口愈合、防止贫血的功效。

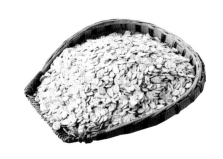

食用宜忌

燕麦一般人群均可食用，尤其适宜慢性病、脂肪肝、糖尿病、水肿、习惯性便秘、高血压、高血脂、动脉硬化患者食用，产妇、婴幼儿、老年人以及空勤、海勤人员也适合食用。需要注意的是肠道敏感的人不宜吃太多，以免引起胀气、胃痛或腹泻等症状。

温馨贴士

燕麦一般用塑料袋或者密封袋装好、封紧口，放在有盖的罐子或者其他容器中，置于阴凉、通风、干燥处保存。将燕麦放入清水轻轻搅动，淘洗至没有杂质即可。

瘦身食谱

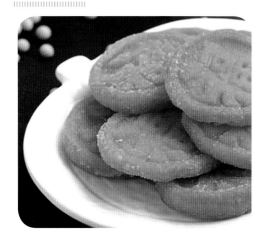

◆ 香酥燕麦南瓜饼

主　料：南瓜、糯米粉各250克，燕麦粉100克。

辅　料：奶粉、豆沙馅各适量。

调　料：白砂糖、食用油各适量。

做　法：

1. 南瓜去皮切片，上笼蒸酥，加糯米粉、燕麦粉、奶粉、白砂糖搅拌均匀，将其揉成南瓜饼坯。

2. 将豆沙搓圆，取南瓜饼坯搓包上馅并且压制呈圆饼状。

3. 锅中加食用油，待油温升至120℃时，放入南瓜饼，至南瓜饼膨胀熟软即可。

◆ 燕麦绿豆薏米粥

主　料：绿豆、粗燕麦片各30克，薏米80克。

辅　料：葡萄干、腰果、纯杏仁粉、芝麻粒各适量。

调　料：砂糖适量。

做　法：

1. 将薏米、绿豆洗净，放入适量水中浸泡2小时。

2. 把葡萄干、腰果、纯杏仁粉、芝麻粒、薏米、绿豆、粗燕麦片一起放入锅内同煮，煮沸后改小火续煮至熟烂，放凉即可食用。可按个人口味放入适量砂糖。

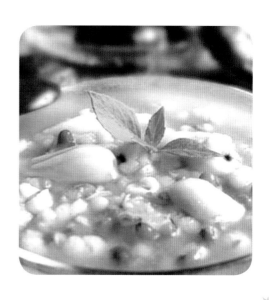

荞麦

调脂减肥防便秘

别　　名	乌麦、三角麦、荞子、胡荞麦。
性味归经	性凉，味甘；归脾、胃、大肠经。
建议食用量	每餐30～100克。

营养成分

蛋白质、赖氨酸、淀粉、B族维生素、维生素E、铬、磷、钙、铁、赖氨酸、氨基酸、脂肪酸、亚油酸、烟碱酸、烟酸、芦丁等。

瘦身原理

荞麦含有营养价值高、平衡性良好的植物蛋白质，这种蛋白质在体内不易转化成脂肪，所以不易导致肥胖。另外荞麦中所含的食物纤维是日常主食面和米的八倍之多，具有良好的预防便秘作用，经常食用对预防大肠癌和肥胖症有益。

药典论述

1.《本草纲目》："降气宽肠，磨积滞，消热肿风痛，除白浊白带，脾积泄泻。"

2.《本草备要》："解酒积。"

3.《安徽药材》："治淋病。"

4.《中国药植图鉴》："可收敛冷汗。"

食用功效

荞麦不仅营养丰富，还具有很高的药用和保健价值。荞麦的蛋白质中含有十几种天然氨基酸，有丰富的赖氨酸成分，铁、锰、锌等矿物质也比一般谷物含量高。荞麦含有丰富的可溶性膳食纤维，同时还含有烟酸和芦丁（芸香苷），芦丁有降低人体胆固醇、软化血管、保护视力和预防脑血管出血的作用，烟酸能促进人体的新陈代谢，增强解毒能力，还具有扩张小血管和降低血液胆固醇的作用。

荞麦含有丰富的镁，能促进人体纤维蛋白溶解，使血管扩张，抑制凝血块的形成，具有抗栓塞的作用。荞麦中的某些黄酮成分还具有抗菌、消炎、止咳、平喘、祛痰的作用，因此，荞麦还有"消炎粮食"的美称。

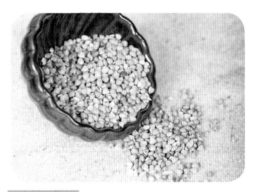

食用宜忌

荞麦一次不可食用太多，否则易造成消化不良。在食用荞麦时，要注意和其他谷物搭配，这样才能发挥其最大的食用保健效果。

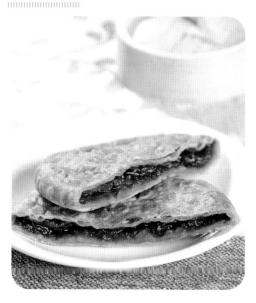

◆ 亚沙荞麦饼

主　料： 全麦面粉 100 克，荞麦面 150 克，红豆 100 克。

辅　料： 面粉 100 克，亚沙 200 克。

调　料： 白糖 60 克，泡打粉 5 克，酵母 5 克。

做　法：

1.全麦面粉、荞麦面、面粉加适量水和成面团。

2.红豆加少许水蒸熟，再加白糖炒成豆沙。

3.面团加入酵母放置一段时间，待面团发酵后，包入豆沙擀成饼状烙熟，两面成金黄色即可。

◆ 荞麦粥

主　料： 荞麦 200 克。

辅　料： 鸡腿肉片、土豆、胡萝卜、扁豆各适量。

调　料： 高汤 4 杯、低盐酱油 10 克、盐 2 克。

做　法：

1.锅中加入适量清水，放入荞麦煮 20 分钟，捞出沥水；

2.加入调料高汤、低盐酱油、盐煮开后放入荞麦米、鸡腿肉片和土豆、胡萝卜、扁豆一起煮 20 分钟，直至食材熟软即可。

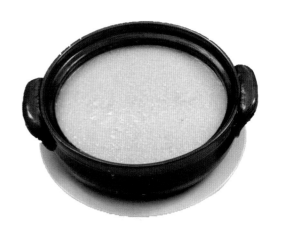

黑芝麻
减肥塑身效果好

别　　名　胡麻、脂麻、乌麻、黑
油麻、乌芝麻、黑脂麻、
巨胜子。

性味归经　性平，味甘；归肝、肾、
大肠经。

建议食用量　每天 10 ~ 20 克。

营养成分

蛋白质、脂肪、钙、磷、铁、芝麻素、
花生酸、芝麻酚、油酸、棕榈酸、硬脂酸、
甾醇、卵磷脂、维生素 A、维生素 B、
维生素 D、维生素 E 等。

瘦身原理

黑芝麻中含有防止人体发胖的物
质卵磷脂、胆碱、肌糖，因此芝麻吃
多了也不会发胖。在节食减肥的同时，
若配合黑芝麻的食用，粗糙的皮肤可
获得改善。

降脂良方

黑芝麻 60 克，桑椹 60 克，白糖
10 克，大米 50 克。将黑芝麻、桑椹、
大米洗净后，一同放入砂盘中捣碎，
再放入砂锅内加清水 3 碗，煮成糊状
后，加入白糖即可食用。每日服 2 次。
有滋阴清热，降血脂的功效。

食用功效

黑芝麻药食两用，具有"补肝肾，
滋五脏，益精血，润肠燥"等功效，
被视为"滋补圣品"。黑芝麻具有保健
功效，一方面是因为含有优质蛋白质
和丰富的矿物质；另一方面是因为含
有丰富的不饱和脂肪酸、维生素 E 和
珍贵的芝麻素及黑色素。

黑芝麻是植物油中的佼佼者，黑
芝麻所含的脂肪酸 85% ~ 90% 为不饱
和脂肪酸，易被人体吸收；黑芝麻中
维生素 E 含量丰富，而维生素 E 可增
强细胞的抗氧化作用，保护人体延缓
衰老。

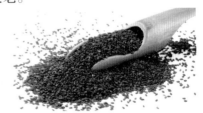

食用宜忌

黑芝麻仁外面有一层稍硬的膜，
把它碾碎才能使人体吸收其中的营养，
所以整粒的黑芝麻应加工后再吃。炒
制黑芝麻时注意控制火候，切忌炒焦。

患有慢性肠炎、便溏腹泻者，男
子阳痿、遗精者忌食。

黄金搭配

黑芝麻 + 核桃
改善皮肤弹性，保持皮肤细腻。
黑芝麻 + 海带
血液循环净化血液降低胆固醇。

瘦身食谱

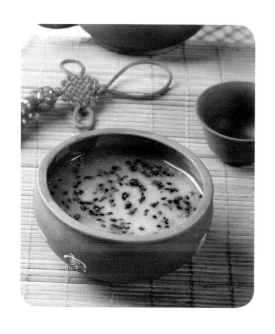

◆ 黑芝麻蜂蜜豆浆

主 料:豆浆 70 克,黑芝麻、杏仁各 20 克,核桃 10 克。

调 料:蜂蜜适量。

做 法:

1.将黑芝麻、杏仁用清水洗净,备用。

2.将杏仁与核桃装入豆浆机内,杯体内按规定加入清水。

3.启动豆浆机,待豆浆煮熟后,根据个人喜好加入适量蜂蜜即可饮用。

◆ 黑芝麻淮粉羹

主 料:黑芝麻 30 克,淮山 50 克,白糖 20 克,清水适量。

做 法:

将黑芝麻、淮山研制成粉待用;锅中水烧沸倒入黑芝麻、淮山粉搅匀,熬至黏稠加白糖即可。黑芝麻与淮山一同食用具有乌发益肾,润肠通便的功效。

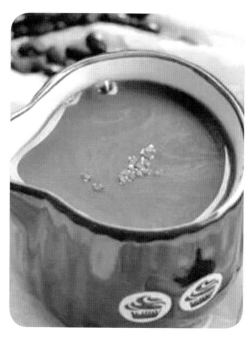

小麦

营养全面助减肥

别　　名　麸麦、浮麦、浮小麦、空空麦、麦子软粒。

性味归经　性凉，味甘；归心、脾、肾经。

建议食用量　每餐80～100克，或根据自己的食量调节。

营养成分

淀粉、蛋白质、脂肪、矿物质、钙、铁、硫胺素、核黄素、烟酸、维生素A及维生素C等。

瘦身原理

小麦富含植物纤维，可以促进肠蠕动，使人体排便顺畅，加强代谢功能。此外，小麦营养全面，可以防止减肥期间的营养不良。

药典论述

1.《本草拾遗》："小麦面，补虚，实人肤体，厚肠胃，强气力。"

2.《本草再新》："养心，益肾，和血，健脾。"

黄金搭配

小麦 + 大枣 + 黄芪

小麦与红枣、黄芪同食，有益气升阳、固表止汗、利水消肿、盗汗的功效。

食用功效

日常食用小麦可补养心脾，养肝益肾，厚壮肠胃。适于气血虚弱体质者食用。

小麦蛋白质占麦粒的10%以上，但是氨基酸组成中缺少赖氨酸，因此，食用时可加入其他含赖氨酸丰富的食物，如黄豆类食物。

麦麸的作用：小麦的麸皮含有丰富的膳食纤维和B族维生素，能降低结肠、直肠癌和大肠息肉的发病率，能抑制大肠腺瘤样息肉癌变，还可降低发生乳腺癌的危险。但婴幼儿和体弱的老年人因为胃肠功能不完善，应禁食或少食含麦麸的食物。

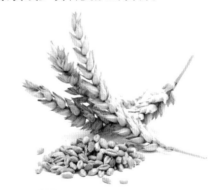

食用宜忌

宜食：心血不足、心悸不安、多呵欠、失眠多梦、喜悲伤欲哭以及脚气病、末梢神经炎、体虚、自汗、盗汗、多汗等症患者适宜食用。此外，妇人回乳也适宜食用。

忌食：患有糖尿病等病症者不适宜食用。

瘦身食谱

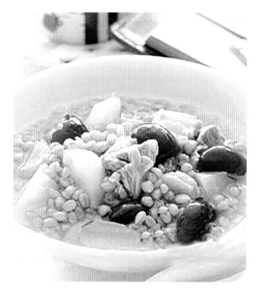

◆ 小麦大枣粥

主　料：甘草10克，大枣5枚，小麦10克。

做　法：

1.将甘草、大枣、小麦用冷水浸泡后，用小火煎煮，半小时为1煎，共煎煮2次．合并2次煎液。

2.每日2次，早晚温服，喝汤食枣。

◆ 小麦百合炖猪心

主　料：小麦20克，猪心1个，猪肉50克，百合25克。

调　料：生姜、食盐各适量。

做　法：

1.小麦、百合洗净,稍浸泡；猪心洗净，不用切。

2.将小麦、百合、猪心、猪肉与生姜放进锅里，加冷水1000毫升，炖3小时左右。

3.出锅时加入适量食盐即可。

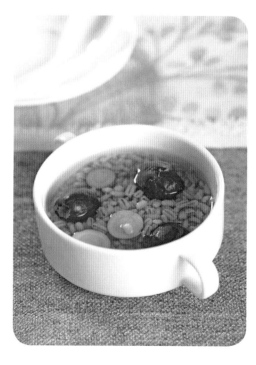

大米

排毒瘦身又养颜

别　　名 粳米、硬米、稻米。

性味归经 性平，味甘；归脾、胃经。

建议食用量 每餐 50 ~ 100 克。

营养成分

蛋白质、脂肪、碳水化合物、粗纤维、钙、磷、铁、维生素 B_1、维生素 B_2、烟酸、蛋氨酸、缬氨酸、亮氨酸、异亮氨酸、苏氨酸、苯丙氨酸、色氨酸、赖氨酸、谷维素、花青素等。

瘦身原理

大米是最主要的一种谷物，人体每天能量的主要供能来源，主要提供碳水化合物，适宜减肥期间食用。

药典论述

1.《名医别录》："主益气，止烦，止泄。"

2.《食鉴本草》："补脾，益五脏，壮气力，止泻痢。"

黄金搭配

大米 + 红枣 + 小麦

具有健脑益智、舒缓烦躁、润肤美容的功效。

食用功效

大米中各种营养素的含量虽不是很高，但因食用量大弥补了不足，是基础食材。大米粥和米汤都是利于幼儿和老年人消化吸收的营养食品。大米所含的植物蛋白质可以使血管保持柔韧性，所含的水溶性膳食纤维可以防治便秘。糙米富含矿物质、维生素和膳食纤维，是很好的保健食品。

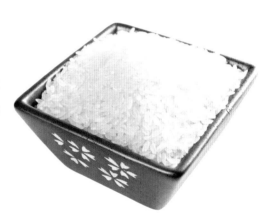

饮食宜忌

大米一般人群均可食用，是老弱妇孺皆宜的食物，病后脾胃虚弱或烦热口渴的病人更为适宜。大米多用来煮粥、蒸米饭，以这种形式进食最容易被消化和吸收，也能加强和改善胃的功能，有益于营养的利用。在煮米粥时，切记不要加碱，否则会对大米中的维生素造成破坏。

瘦身食谱

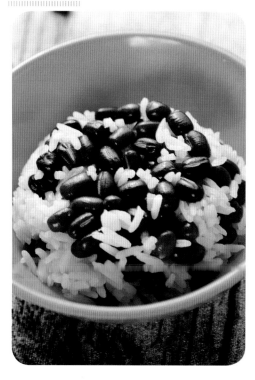

◆ 百合银耳粥

主　　料：百合 30 克，银
耳 10 克，大米 50 克。

调　　料：冰糖适量。

做　　法：

将银耳发开洗净，同大
米、百合入锅中，加清
水适量，文火煮至粥熟
后，冰糖调服即可。

◆ 大米红豆软饭

主　　料：红小豆 10 克，
大米 30 克。

做　　法：

1.红小豆洗净，放入清水
中浸泡 1 小时，大米洗净
备用。

2.将红小豆和大米一起放
到锅内，加入适量水，大
火煮沸后，转中火熬至米
汤收尽、红小豆酥软时即
可。

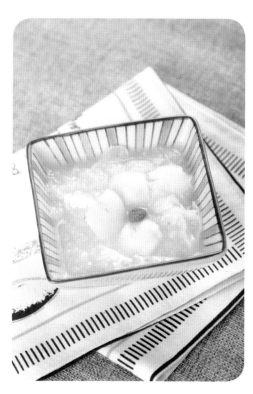

四、利于养颜瘦身的坚果

花生

· 8 · 控制体重，防止肥胖

别　　　名 落花生、番豆、落地松、地果、长寿果。

性味归经 性平，味甘；入脾、肺经。

建议食用量 每餐80～100克。

营养成分

蛋白质、脂肪、糖类、氨基酸、不饱和脂肪酸、卵磷脂、胆碱、胡萝卜素、粗纤维、维生素 A、维生素 B_6、维生素 E、维生素 K，硫胺素、核黄素、烟酸、钙、磷、铁等。

瘦身原理

花生能够有效帮助人们控制体重，防止肥胖，这是因为花生中有一种叫作叶酸的营养素，含有大量的单不饱和脂肪酸，能够增加热量散发，燃烧有害胆固醇，降低高血脂。除了叶酸，花生中还含有多种有益的纤维素，有清除肠内垃圾的作用。

药典论述

《现代实用中药》："治脚气及妇人乳汁缺乏。"

食用功效

花生含有维生素 E 和丰富的钾、镁、锌，能增强记忆、抗衰老、延缓脑功能衰退、滋润皮肤；花生中的维生素 K 有止血作用，对多种出血性疾病都有良好的止血功效；花生中的不饱和脂肪酸有降低胆固醇的作用，有助于防治动脉硬化、高血压和冠心病；花生中含有一种生物活性物质白藜芦醇可以防治肿瘤类疾病，同时也有降低血小板聚集、预防和治疗动脉粥样硬化、心脑血管疾病的作用；

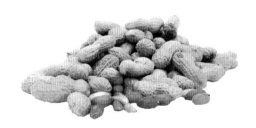

饮食宜忌

宜食：花生一般人群均可食用。尤其适宜高血压、高血脂、冠心病、动脉硬化、营养不良、食欲缺乏、咳嗽患者食用，儿童、青少年、老年人、妇女产后乳汁缺少者宜多食。

忌食：花生含油脂多，消化时会消耗较多的胆汁，因此胆病患者不宜食用。

瘦身食谱

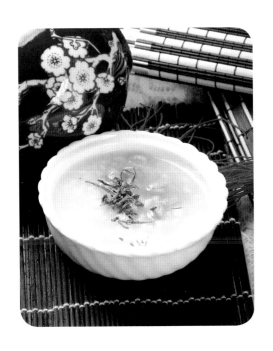

◆ 菠菜果仁

主　料：菠菜 200 克，
花生米 200 克。

辅　料：红椒 20 克。

调　料：盐 2 克，味精
2 克，陈醋 3 克，香油
1 克，食用油适量。

做　法：

1.将菠菜清洗干净焯水，
切段放入容器中。

2.花生米用食用油炸熟，
放凉后倒入盛菠菜的容
器中。

3.加盐、味精、陈醋、
香油拌匀即可。

◆ 小蓟花生仁粥

主　料：花生米 100 克，
粳米 150 克。

辅　料：小蓟 12 克。

做　法：将花生仁飞水
与小蓟、粳米一同煮至
熟软黏稠即可。此粥具
有健脾利湿的功效。

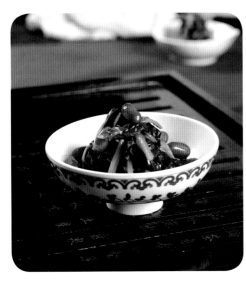

核桃

润燥滑肠

别　　　　名	核桃仁、山核桃、胡桃、羌桃、黑桃。
性味归经	性温，味甘；归肾、肺、大肠经。
建议食用量	每次1个（150～200克）。

营养成分

蛋白质、脂肪、碳水化合物、纤维、烟酸、泛酸、铜、镁、钾、维生素 B_6、叶酸、维生素 B_1、磷、铁、维生素 B_2 等。

瘦身原理

核桃仁含有包括硒、褪黑激素、γ-维生素 E 和多种复合苯酚等至少10种不同的抗氧化成分，对保持年轻健康非常有好处，是非常理想的减肥食品。同时，核桃仁可以让人产生强烈饱腹感，在享用膳食前或就餐中先吃些核桃仁，可以防止过量的进食，对控制体重较为有效。且核桃仁中含有丰富的膳食纤维能促进肠道蠕动，有润肠通便的功效。

黄金搭配

核桃仁＋黑芝麻

健脑补肾，乌发生发。适用于头昏耳鸣、健忘、脱发、头发早白等症。久服有预防早衰作用。

食用功效

核桃仁含有较多的蛋白质及人体必需的不饱和脂肪酸，这些成分皆为大脑组织细胞代谢的重要物质，能滋养脑细胞，增强脑功能；核桃仁有防止动脉硬化、降低胆固醇的作用；核桃仁含有大量维生素 E，经常食用有润肌肤、乌须发的作用，可以令皮肤滋润光滑，富有弹性；当感到疲劳时，嚼些核桃仁，有缓解疲劳和压力的作用。核桃仁中钾含量很高，适合高血压病人食用。

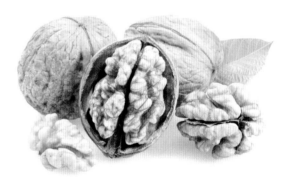

食用宜忌

宜食：核桃一般人群均可食用。尤其适宜肾虚、肺虚、神经衰弱、气血不足、癌症患者以及脑力劳动者与青少年食用。

忌食：腹泻、阴虚火旺、痰热咳嗽、便溏腹泻、内热盛及痰湿重者均不宜食用。

瘦身食谱

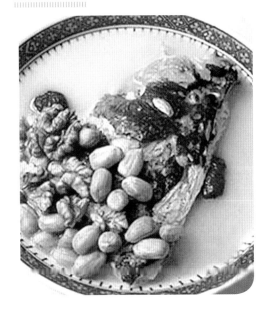

◆ 核桃鱼头汤

主　料：鱼头1个，豆腐250克。

辅　料：花生50克，核桃仁30克。

调　料：米酒、姜、葱、调味料各适量。

做　法：

1. 将花生、核桃仁洗净；鱼头刮去鳞、除去脏物，洗净，豆腐切成块状。

2. 将鱼头、花生、核桃仁、姜、葱、豆腐、米酒同放入炖锅中，用大火煮沸，再转小火煮30分钟，再加入调味料即成。

◆ 凉拌核桃黑木耳

主　料：黑木耳150克，核桃碎50克。

辅　料：红绿辣椒适量。

调料：姜、蒜、调味料各适量。

做　法：

1. 黑木耳洗净撕小块，红绿辣椒切丝，姜蒜切末。

2. 黑木耳、红绿辣椒丝焯水，备用。

3. 核桃碎用小火炒香。

4. 碗中放入黑木耳、红绿辣椒丝、核桃碎和姜、蒜末，加入调味料拌匀。

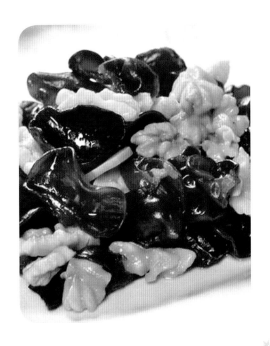

松子

抑制食欲助减肥

别　　名　罗松子、海松子、红松果、松仁、松元。

性味归经　性平，味甘；归肝、肺、大肠经。

建议食用量　每次一大匙（约20克）。

营养成分

脂肪、蛋白质、碳水化合物、不饱和脂肪酸、油酸酯、亚油酸酯、钙、铁、磷、钾等。

瘦身原理

松子仁中的脂肪成分是油酸、亚油酸等不饱和脂肪酸，具有润肠通便、排出体内多余废物，防治动脉硬化的作用。美国宾州西盆斯贝格大学一项新研究发现，每天吃一把松子（约合30克）有助于控制食欲，防止发胖。研究发现，体重超标的女性早餐前吃一把松子可以使一天饭量降低37%。

黄金搭配

杞果＋松子

松子富含维生素E，与富含胡萝卜素的杞果同食，有抗老防衰，降低癌症发生的概率。

食用功效

松子中富含不饱和脂肪酸，如亚油酸、亚麻酸等，能降低血脂，预防心血管疾病；松子中所含的大量矿物质如钙、镁、铁、磷、钾等，能给人体组织提供丰富的营养成分，强壮筋骨，消除疲劳，对大脑和神经有补益作用　是学生和脑力劳动者的健脑佳品，对老年人保健有极大的益处；松子中维生素E含量高，有很好的软化血管、延缓衰老的作用，既是中老年人的理想保健食物，也是女士们润肤美容的理想食物；松仁富含脂肪，能润肠通便缓泻而不伤正气，对老人体虚便秘、小儿津亏便秘有一定的食疗作用。

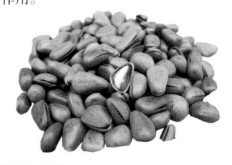

饮食宜忌

宜食：一般人群均可食用，尤其适宜中老年体质虚弱、久咳无痰者；便秘、慢性支气管炎、心脑血管疾病者宜食。

忌食：咳嗽痰多、便溏、精滑、腹泻者应忌食。松子所含有的油脂很丰富，所以胆功能严重不良者需慎食。

瘦身食谱

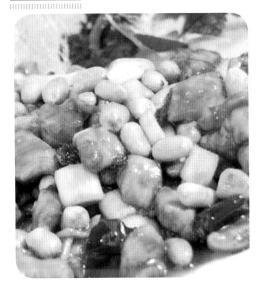

◆ 松子鸡丁

主　料：鸡肉 250 克，松子仁 20 克，核桃 20 克，鸡蛋 1 个。

调　料：植物油、葱、姜、盐、淀粉、调味料各适量。

做　法：

1.鸡肉洗净，切丁；用鸡蛋清、淀粉抓匀，用植物油滑炒，沥油；核桃仁、松子仁分别炒熟；葱末、姜末、盐、调味料兑成调味汁备用。

2.锅置火上，放调料汁烧沸；倒入鸡丁、核桃仁、松子仁翻炒均匀即可。

◆ 松子粥

主　料：大米 100 克，松子仁 20 克。

调　料：蜂蜜适量。

做　法：

1.将大米用清水洗净，备用。

2. 将大米置于锅内煮熟，备用。

3. 将松仁和水研末做膏，入粥内，煮沸。

4. 根据个人喜好放入适量的蜂蜜，即可食用。

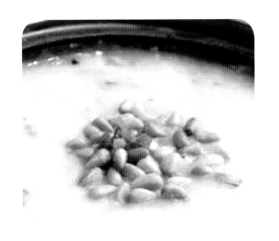

五、利于减脂瘦身的肉类

无肉不欢者大多体形肥胖，肥胖者要减肥，这就形成了既想吃肉又怕吃肉的矛盾心理：吃肉则担心身体进一步发胖，不吃则又大倒胃口。其实，体型肥胖者也是可以适当吃些肉类的。以下肉类就比较适合食用：

兔肉
美容肉食不发福

别　　　名 草兔、山兔、黑兔子。

性味归经 性凉，味甘；归肝，大肠经。

建议食用量 每餐约 80 ~ 100 克。

营养成分

蛋白质、脂肪、糖类、无机盐、维生素 A、维生素 B_1、维生素 B_2、维生素 E、硫胺素、核黄素、烟酸等。

瘦身原理

兔肉中所含的脂肪和胆固醇，低于所有其他肉类，而且脂肪又多为不饱和脂肪酸，常吃兔肉，可强身健体，但不会增肥，是肥胖患者理想的肉食，女性食之，可保持身体苗条，因此，女性将兔肉称为"美容肉"；而常吃兔肉，有祛病强身作用，因此，兔肉又被称为"保健肉"。

食用功效

兔肉是一种高蛋白、低脂肪、低胆固醇的食物，既有营养，又不会令人发胖，是理想的"美容食品"。兔肉富含大脑和其他器官发育不可缺少的卵磷脂，有健脑益智的功效；经常食用可保护血管壁，阻止血栓形成，对高血压、冠心病、糖尿病患者有益处，并增强体质，健美肌肉，它还能保护皮肤细胞活性，维护皮肤弹性；

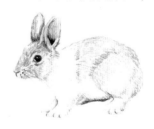

食用宜忌

宜食：一般人群均可食用。适宜老人、妇女，也是肥胖者和肝病、心血管病、糖尿病患者的理想肉食。

忌食：孕妇及经期女性、有明显阳虚症状的女子、脾胃虚寒者不宜食用。兔肉不宜与鸡心、鸡肝、獭肉、桔芥、鳖肉同食。

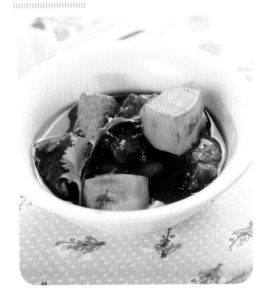

◆ 春笋烧兔

主　料：鲜兔肉 500 克，春笋
500 克。

调　料：葱段、姜、酱油、豆瓣、
水豆粉、肉汤、盐、植物油各
适量。

做　法：

1.将兔肉洗净，切成小块，春
笋切滚刀块。

2.旺火烧锅，放植物油烧至六
成熟，下兔肉块炒干水分，再
下豆瓣同炒，至油呈红色时下
酱油、精盐、葱、姜、肉汤一
起焖，约 30 分钟后加入春笋。
待兔肉焖至软烂时放味精、水
豆粉，收浓汁起锅即可。

◆ 兔肉苦瓜粥

主　料：大米 100 克，兔肉
80 克，苦瓜 40 克。

调　料：姜末、盐各 5 克，
味精少许。

做　法：

1.大米淘洗干净；兔肉洗净，
切小块，冲去血水备用，苦
瓜洗净，去瓤，榨汁备用。

2.锅置火上，加水、大米煮
开，转小火煮 20 分钟，加
入兔肉、苦瓜汁再煮 10 分
钟，放入调料即可食用。

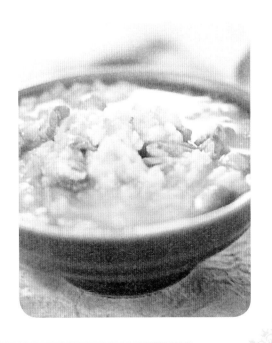

牛肉
肌肉燃料，健康塑身

性味归经 味甘，性平；归脾、胃经。

建议食用量 每餐食用量80克。

营养成分

蛋白质、脂肪、碳水化合物、膳食纤维、灰分、维生素A、胡萝卜素、硫胺素、核黄素、烟酸、维生素C、维生素、钙、磷、钾、钠、镁、铁等。

瘦身原理

牛肉中卡尼汀含量很高，主要用于脂肪的新陈代谢，产生支链氨基酸，是健美塑体的好帮手。

药典论述

1.《名医别录》："主消渴，止泄，安中益气，养脾胃。"

2.《千金·食治》："止唾涎出。"

3.《本草拾遗》："消水肿，除湿气，补虚，令人强筋骨、壮健。"

4.《滇南本草》："水牛肉，能安胎补血。"

5.《韩氏医通》："黄牛肉，补气，与绵黄芪同功。"

食用功效

牛肉富含蛋白质，其氨基酸组成比猪肉更接近人体需要，能提高人体抗病能力，对青少年生长发育有利，并能为术后、病后调养的体虚者补充失血、修复组织。寒冬食牛肉可暖胃，是该季节的补益佳品。牛肉有补中益气、滋养脾胃、强健筋骨、化痰息风、止渴止涎之功效，适宜于中气下陷、气短体虚、筋骨酸软、贫血久病及面黄目眩之人食用。中医认为水牛肉能安胎补神，黄牛肉能安中益气、健脾养胃、强筋壮骨。

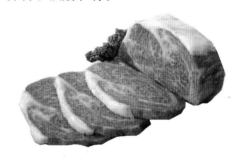

食用宜忌

宜食：对生长发育及手术后、病后调养的体虚者补充失血和修复组织等方面特别有益；适用于中气下陷、气短体虚，筋骨酸软和贫血久病及面黄目眩之人食用。

忌食：感染性疾病、肝病、肾病的人慎食；患疮疥湿疹、痘痧、瘙痒者慎用；内热盛者禁忌食用。

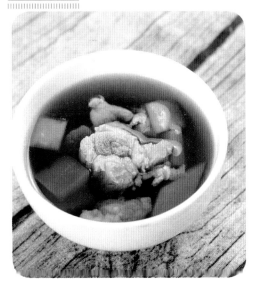

◆ 胡萝卜牛肉汤

主　料：牛腩 300 克，山楂两个，胡萝卜、青萝卜各 100 克。

调　料：植物油、姜片、葱段、料酒、盐、清汤各少许。

做　法：

1.牛腩洗净切块，焯水；胡萝卜洗净切块，过油；山楂洗净。

2.砂锅放清汤、牛腩块、山楂、姜片、葱段、料酒焖煮两小时，放胡萝卜块再焖煮一小时，加盐调味即可。

◆ 烤牛肉卷饼

主　料：牛里脊肉 200 克，彩椒 3 个（青、红、黄椒），面粉 150 克，玉米面 75 克。

调　料：黑胡椒碎、盐、橄榄油、料酒、植物油、水淀粉、酱油各适量。

做　法：

1.将面粉与玉米面混合，加水和成面团备用。将饧好的面团搓成长条，分成若干个面剂，将面剂按扁，将两个面剂叠起，中间涂色拉油，用擀面杖擀成圆饼。

2.平底锅刷上一层薄薄的植物油，放入圆饼小火慢慢煎至两面金黄；彩椒切成小丁，放入容器中，加盐、黑胡椒碎、橄榄油调味，搅拌均匀成沙拉备用；牛里脊肉切成条，撒上盐、黑胡椒碎、料酒、水淀粉、酱油腌渍片刻。

3.锅置火上，倒入适量的油，将牛肉放入锅中煎熟。将煎好的牛肉放在玉米饼的中间，上面放上彩椒沙拉，再将玉米饼卷起来即可食用。

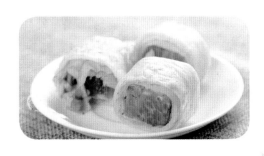

鲈鱼

低脂低热助瘦身

别　　　名　鲈花、鲈板、鲈子鱼。

性 味 归 经　味甘,性平;归肝、脾、肾三经。

建议食用量　每餐约 100 克。

营养成分

蛋白质、脂肪、碳水化合物、维生素 A、B 族维生素、灰分、核黄素、钙、镁、锌、硒等。

瘦身原理

鲈鱼脂肪含量较低,富含优质蛋白及钙质等矿物质,营养丰富,适宜减肥期间食用。

药典论述

1.《本草经疏》:"鲈鱼,味甘淡气平与脾胃相宜。肾主骨,肝主筋,滋味属阴,总归于脏,益二脏之阴气,故能益筋骨。脾胃有病,则五脏无所滋养,而积渐流于虚弱,脾弱则水气泛滥,益脾胃则诸证自除矣。"

2.《食经》:"主风痹,面疱。补中,安五脏。"

3.《嘉祐本草》:"补五脏,益筋骨,和肠胃,治水气。"

4.《食疗本草》:"安胎、补中。"

食用功效

鲈鱼富含蛋白质、维生素 A、B 族维生素、钙、镁、锌、硒等营养素,具有补肝肾、益脾胃、化痰止咳之效,对肝肾不足的人有很好的补益作用;鲈鱼还可治胎动不安、产后少乳等症,准妈妈和产妇吃鲈鱼既补身又不会造成营养过剩而导致肥胖,是健身补血健脾益气和益体安康的佳品。

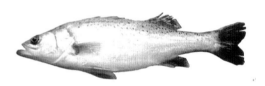

食用宜忌

宜食:适宜贫血头晕、妇女妊娠水肿、胎动不安之人食用。

忌食:患有皮肤病疮肿者忌食。

鲈鱼忌与牛羊油、奶酪和中药荆芥同食。

饮食宝典

为了保证鲈鱼的肉质洁白,宰杀时应把鲈鱼的鳃夹骨斩断,倒吊放血,待血污流尽后,放在砧板上,从鱼尾部沿着脊骨逆刀上,剖断胸骨,将鲈鱼分成软、硬两边,取出内脏,洗净血污即可。

瘦身食谱

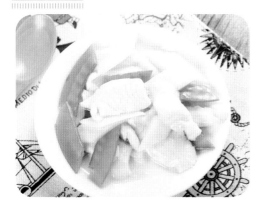

◆ 白玉鲈鱼片

主　料：鲈鱼1条，鸡蛋1个，山药50克，荷兰豆25克，梨1个。

调　料：葱姜汁、料酒、白糖、盐、植物油、水淀粉各适量。

做　法：

1.鲈鱼洗净去内脏后切成薄片，用少许盐、蛋清、淀粉上浆；山药削皮切片；荷兰豆切段；梨削皮去核切小片；葱姜洗净，温水泡15分钟成为葱姜汁。

2.炒锅烧热，倒入植物油，烧至三成热，放入鱼片，轻轻拨散，至熟捞起；放入山药、荷兰豆、梨，一起炒熟取出。

3.炒锅中留少许植物油，放入葱姜汁，加少许盐、白糖、料酒，烧开投入全部主料翻炒均匀，用淀粉勾芡即成。

◆ 清蒸鲈鱼

主　料：鲈鱼1条。

调　料：葱段、姜片、盐、料酒、糖、青椒丝、红椒丝、花椒、味极鲜、植物油各适量。

做　法：

1.鲈鱼洗净去内脏，切花刀，用盐、料酒、糖稍腌一下，放在盘中，加入葱段、姜片，少加一点水。

2.把鱼放在锅里蒸15分钟，然后取出鱼待用。

3.重新切葱丝，也可以将青椒、红椒丝放鱼上面。炒锅加植物油烧热，放入花椒炸出味，淋在蒸好的鱼上，放上味极鲜即可。

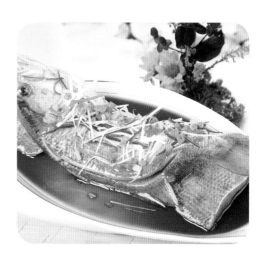

海参

低脂肪，高蛋白

别　　　　名	海男子、土肉、刺参、海鼠、海瓜皮。
性 味 归 经	性温，味甘咸；归心、肾、脾、肺经。
建议食用量	泡发品每次50～100克。

营养成分

粗蛋白质、粗脂肪、灰分、碳水化合物、钙、磷、铁、碘等。

瘦身原理

海参含胆固醇低，脂肪含量相对少，是典型的高蛋白、低脂肪、低胆固醇食物。减肥期间为预防营养不良可少量食用。

药典论述

1.《本草求原》："泻痢遗滑人忌之，宜配涩味而用。"

2.《随息居饮食谱》："脾弱不运，痰多便滑，客邪未尽者，均不可食。"

黄金搭配

海参＋红枣

红枣中所含的芦丁，是一种软化血管、降血压的物质，两者搭配食用可以有效预防高血压。

食用功效

海参胆固醇、脂肪含量少，是典型的高蛋白、低脂肪、低胆固醇食物，对高血压、冠心病、肝炎等病人及老年人堪称食疗佳品，常食对治病强身很有益处；海参含有硫酸软骨素，有助于人体生长发育，能够延缓肌肉衰老，增强人体的免疫力，海参微量元素钒的含量居各种食物之首，可以参与血液中铁的输送，增强造血功能；食用海参对再生障碍性贫血、糖尿病、胃溃疡等均有良效。

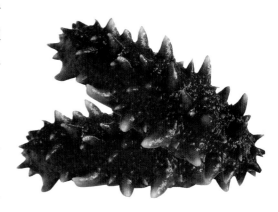

食用宜忌

海参富含胶质，不但可以补充体力，对于皮肤、筋骨也都有保健功效，同时还能改善便秘症状。海参中钾含量低，钠含量很高，不利于控制血压，因此高血压患者要少食。

瘦身食谱

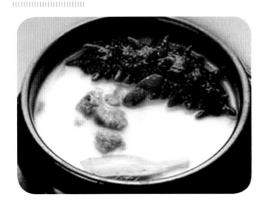

◆ 巴戟天海参汤

材　料： 海参 300 克，猪肉 50 克。

辅　料： 胡萝卜 80 克，白菜 1 棵，巴戟天 15 克，白果 10 克。

调　料： 盐 5 克，酱油 3 克，醋 6 克，淀粉适量。

做　法：

1.海参汆烫后捞起；猪肉加盐和胡椒粉拌均匀，然后捏成小肉丸。

2.锅内加一碗水，将巴戟天、胡萝卜、肉丸等加入并煮开，加盐、酱油、醋、糖调味。

3.再加入海参、白果煮沸，然后加入洗净的白菜，再煮沸时勾芡即可。

◆ 葱烧辽参

主　料： 水发辽参一条 (60 头 /500 克)，章丘大葱 100 克。

调　料： 姜片 20 克，大料 2 克，清汤 100 克，毛汤 80 克，毛姜水 20 克，碘盐 3 克，绵白糖 10 克，蚝油 5 克，生抽 3 克，老抽 2 克，胡椒粉、香油各适量，植物油 20 克，花雕酒 5 克，水淀粉 5 克。

做　法：

1.水发辽参加花雕酒、毛姜水飞水，投入毛汤中炖至入味。

2.章丘大葱取葱白，切成 5 厘米长的段，打上襄衣花刀。

3.锅内放适量油，煸香大料，放入切好的葱白、姜片慢火炸成金黄色，加少许花雕酒、清汤，上笼蒸 10 分钟待用。

4.锅内放底油，放入辽参，烹花雕酒，下入蒸好的葱白、盐、绵白糖、蚝油、生抽、老抽、胡椒粉、少许清汤调好味，慢火煨制入味，收汁，淋入香油，勾少许芡即可。

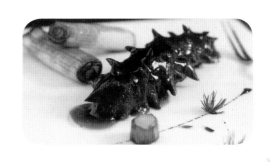

甲鱼

低脂营养助减肥

别　　　名 鳖、水鱼、团鱼、鼋鱼、元鱼。

性味归经 性平，味甘；归肝经。

建议食用量 每次约50克。

营养成分

蛋白质、脂肪、糖类、钙、磷、铁、硫胺素、核黄素、维生素A、动物胶、角蛋白、碘等。

减肥功效

甲鱼中除优质蛋白外，钙、磷、钾等矿物质含量也非常丰富，适宜减肥期间食用。

药典论述

1.《食疗本草》载："妇人漏下五色，羸瘦，宜常食之。"

2.《本草纲目》："鳖肉有滋阴补肾，清热消瘀，健脾健胃等多种功效，可治虚劳盗汗，阴虚阳亢，腰酸腿疼，久病泄泻，小儿惊痫，妇女闭经、难产等症。"

3.《日用本草》："鳖血外敷能治面神经，可除中风口渴，虚劳潮热，并可治疗骨结核。鳖胆可治痔漏。鳖卵可治久痢。鳖头焙干研末，黄酒冲服，可治脱肛。鳖的脂肪可滋阴养阳，治疗白发。"

食用功效

甲鱼不仅肉味鲜美，营养丰富，甲鱼肉及其提取物还能有效地预防和抑制肝癌、胃癌、急性淋巴性白血病，并用于防治因放疗、化疗引起的虚弱、贫血、白细胞减少等症；甲鱼具有滋阴、清热、益肾、健骨、活血及补中益气之功效，还能"补劳伤，壮阳气，大补阴之不足"；甲鱼对肺结核、贫血、体质虚弱等多种病症亦有一定的辅助疗效。

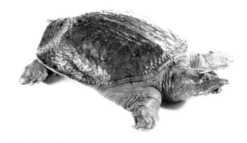

食用宝典

甲鱼的周身均可食用，特别是甲鱼四周下垂的柔软部分，称为"鳖裙"，其味道鲜美无比，别具一格，是甲鱼周身最鲜、最嫩、最好吃的部分。甲鱼肉极易消化吸收，营养极为丰富，一般多做成"甲鱼汤"饮用，也可做红烧甲鱼等菜肴。

黄金搭配

甲鱼+冬瓜

同食具有润肤健肤、明目、生津止渴、除湿利尿、散热解毒，多吃还有助于减肥。

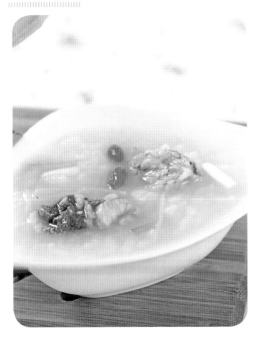

◆ 杞子青蒿蒸甲鱼

主　料：甲鱼500克。

辅　料：枸杞子、地骨皮各30克，青蒿9克。

调　料：葱、姜、酒、冰糖适量。

做　法：

1.甲鱼去内脏洗净，腹中放入枸杞子、葱、姜、酒、冰糖。

2.青蒿、地骨皮另煎汤，将汤汁与甲鱼一起蒸煮1小时即可。

◆ 长寿甲鱼粥

主　料：甲鱼100克，粳米100克。

调　料：盐2克，味精2克，胡椒粉少许，香葱花2克，姜丝5克。

做　法：

1.甲鱼杀洗干净，切小块焯水，冲凉备用。

2.粳米洗净，加入锅中，放入甲鱼块同煮20分钟。甲鱼软烂粳米开花后加盐、味精、胡椒粉、葱花、姜丝，再熬2分钟即可。

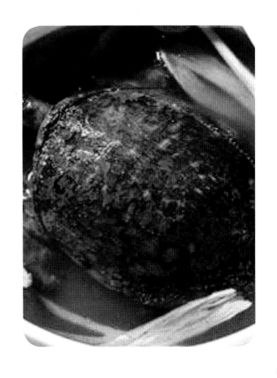

六、不利于减肥的食品

啤酒：热量高的"液体面包"

啤酒是以麦芽、大米、酒花、啤酒酵母和酿造水为原料，过量摄入容易使身体能量过剩，进而导致肥胖，还会损害肝脏和肾脏、影响心血管健康。而且啤酒中的酒精也会麻痹神经，降低大脑的反应速度，降低食欲。许多人夏天喜欢喝冰镇啤酒，导致胃、肠道温度下降，毛细血管收缩，使消化功能下降。

1罐350毫升的啤酒中，所含热量多达147卡。如果每天体内喝1罐这种热量的啤酒，足以让人1年增肥7公斤。因此，饮用啤酒要适量。

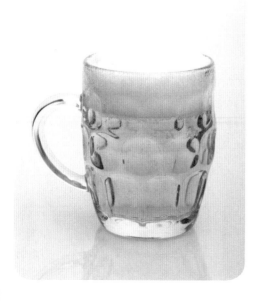

可乐：易发胖的碳酸饮料

可乐中的糖基本属于单糖，也就是说，这些糖会直接进入血液。血液中的血糖迅速升高，会刺激胰岛素无规律地大量频繁释放，促进脂肪合成，最终导致肥胖。1罐375毫升的可乐，能产生168卡的热量。如果人体每天多出168卡的热量，一年就会增肥8公斤。

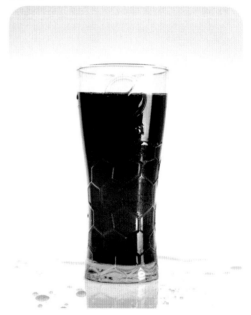

罐装果汁：含糖分高的"藏糖大户"

许多人在减肥时担心营养上不去，于是毫无节制地饮用果汁，以为果汁是液体水果，既不容易发胖，又能摄入大量的维生素。但实际上，只要仔细看果汁包装上的"配料"就可以发现，大部分的果汁都是浓缩还原而成的，其中加入了许多糖分。而且，水果在做成果汁的过程中，许多矿物质和维生素会流失。在饮用果汁的时候，体内所摄取的大多数是糖分，而不是我们所想象的那样——补充了丰富的营养元素。

1罐500毫升的饮料，能产生255卡的热量。如果人体每天多出255卡的热量，1年就会增肥12公斤。

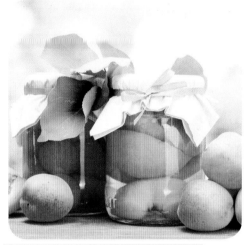

速溶咖啡：热量超高的饮品

在咖啡家族中，黑咖啡称得上是一种减肥佳品，因为它几乎不含任何热量。但我们常喝的袋装、罐装或瓶装的速溶咖啡，就大不相同了。这种速溶咖啡是一种调味咖啡，里面添加了大量的糖和奶精，它们都是超高热量的食品。而且，添加在咖啡里的奶精是一种饱和脂肪酸，它可使人体胆固醇上升。咖啡在刺激中枢神经让人保持清醒的同时，也会让人心悸，促进胃酸过度分泌，从而增加心脏负荷。

1罐240毫升的咖啡，能产生127卡的热量。如果人体每天多出127卡的热量，1年就会增肥6公斤。

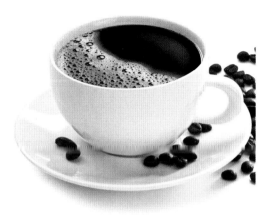

巧克力饼干：高糖高油的零食

很多节食减肥者都习惯把巧克力饼干作为减肥期间的首选食物，以为其既有营养又不会使人发胖。但这是一种错误的想法。研究指出，巧克力饼干中含有大量的糖和油脂。高糖高油不仅会让人发胖，还会加速人体衰老的进程。营养学家测定，6块小小的巧克力饼干，所含热量多达302卡。如果每天多出302卡的热量，一年就会增肥14公斤。如果实在无法抵制巧克力饼干的诱惑，那么吃完后一定要记得至少慢跑40分钟，这可消耗掉它所带来的热量。

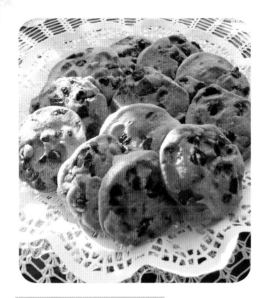

糕点：含糖量高小吃

糕点是一种食品。它是以面粉或米粉、糖、油脂、蛋、乳品等为主要原料，配以各种辅料、馅料和调味料，初制成型，再经蒸、烤、炸、炒等方式加工制成。糕点品种多样，花式繁多约有3000多种。月饼、蛋糕、酥饼等均属糕点。不论哪类糕点，都含有大量的糖分，这是使人发胖的一大原因之一。

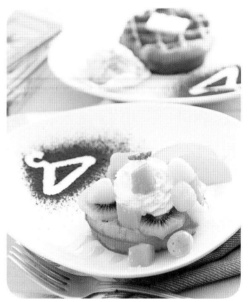

第三章

妙药奇方——
中药中医瘦身效果棒

一、小小药材，瘦身厉害

橘皮
——行气化痰又降脂

别　　名 陈皮、贵老、黄橘皮、红皮、广橘皮、新会皮、柑皮、广陈皮。

性味归经 味苦、辛，性温；归肺、脾经。

用法用量 内服：煎汤，3～9克；或入丸、散。

营养成分

橙皮苷、胡萝卜素、隐黄素、维生素 C、维生素 B_1、果胶、柠檬烯等。

瘦身原理

橘皮含有挥发油、橙皮苷、维生素 B、维生素 C 等成分，可促进消化液的分泌，排除肠管内积气，增加食欲，还能行气化痰、健脾降脂，减肥时可多用之。

适用人群

脾胃气滞、脘腹胀满、消化不良、食欲不振、咳嗽多痰之人适用；高血压、心肌梗死、脂肪肝患者适用。

注意事项

陈皮不宜与半夏、南星同用；不宜与温热香燥之药同用。气虚体燥、阴虚燥咳、吐血及内有实热者慎服。

功用疗效

理气健脾，燥湿化痰。用于胸脘胀满，食少吐泻，咳嗽痰多。

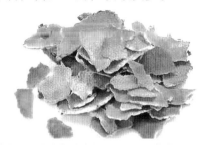

对症药膳

◆ 橘皮粳米粥

配　　方：橘皮 15 克，粳米 100 克，冰糖 30 克。

做　　法：1.橘皮洗净，切块置锅中加水适量，大火烧开再用文火煮半小时，滤去药渣留汁备用。

2.把粳米洗净放入锅中加药汁适量烧开，再用文火把粥煮熟，放冰糖搅匀即可。

功　　效：调中开胃、补中益气。

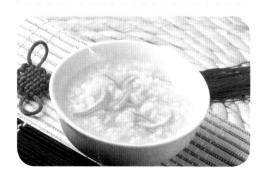

黄芪
补气利尿治虚胖

别　　　名 绵芪、绵黄芪、黄蓍。
性 味 归 经 味甘，性温；归肺、脾经。
用 法 用 量 煎服，9～30克。蜜炙
　　　　　　可增强其补中益气作用。

营养成分

皂苷、蔗糖、多糖、氨基酸、叶酸、硒、锌、铜等。

瘦身原理

黄芪具有"补气之圣"的美称，具有很强的补气作用，能加快新陈代谢，是推动减肥的助手，对于气虚引起代谢不畅所致的虚胖有一定的效果。

适应人群

脾胃虚弱、食欲不振、身体乏力的人适用；感冒、哮喘、病毒性心肌炎患者适用；自汗、盗汗的人适用；痈疽不溃、疮口不愈合的患者适用；体虚浮肿及肾炎患者适用；胃下垂、子宫脱垂者适用。

注意事项

黄芪恶习龟甲、白鲜皮，反藜芦，畏五灵脂、防风。实证和阴虚阳盛者忌用。

功用疗效

补气固表，利尿排毒，排脓，敛疮生肌。用于气虚乏力，食少便溏，中气下陷，久泻脱肛，便血崩漏，表虚自汗，气虚水肿，痈疽难溃，久溃不敛，血虚萎黄，内热消渴。

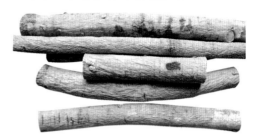

对症药膳

◆ 黄芪升麻茶

配　　方：黄芪30克，郁李仁10克，升麻5克，防风3克，蜂蜜适量。

做　　法：1.将黄芪、升麻、郁李仁、防风研为粗末，置杯中。

2.将药末用沸水冲泡20分钟后，加入蜂蜜，即可饮用。

3.每日一剂，频频代茶饮服。

功　　效：益气升阳、透疹解毒、利水消肿。

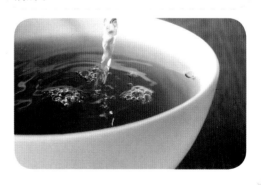

番泻叶

泻热行滞治水肿

别　　　名 旃那叶、泻叶、泡竹叶。

性味归经 味甘、苦，性寒；归大肠经。

用法用量 内服：煎汤，3～6克，后下；或泡茶；或研末，1.5～3克。

营养成分

番泻苷、大黄酚、大黄素、大黄素甲醚等。

瘦身原理

番泻叶中的结合型的苷类有保护作用，在大肠里经细菌或酶分解成苷元，刺激大肠，增加张力和蠕动，并减少水分吸收而致泻，从而达到减肥的目的。

适应人群

便秘的人适用。患急性胰腺炎、胆囊炎、胆石症的人适用；肠梗阻、消化道出血的患者适用；术后肠功能恢复的人适用；胆道蛔虫的患者适用；慢性肾功能衰竭者适用。

注意事项

番泻叶服量不宜过大，过量则有恶心、呕吐、腹痛等副作用。中寒泄泻者忌用，孕妇慎用。

功用疗效

泻热行滞，通便，利水。用于热结积滞，便秘腹痛，水肿胀满。

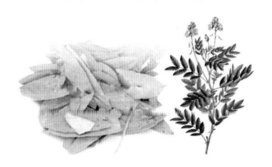

对症药膳

◆ 番泻叶烧豆腐

配　　方：番泻叶25克，豆腐200克，草菇50克，葱、姜、盐、味精、淀粉、食用油各适量。

做　　法：1.番泻叶煎取浓汁，豆腐切块与草菇一起飞水备用。

2.锅置火上，锅中加植物油烧热煸香葱姜，加入清汤，调盐味精，放入豆腐、草菇，烧入味勾芡即可。

功　　效：泻热导滞。

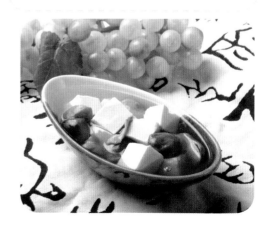

麦芽

促进消化，健康减肥

别　　名 大麦芽、大麦、麦蘖、大麦毛。

性味归经 味甘，性平；归脾、胃经。

用法用量 内服：煎汤，10~15克；大剂量可用30~120克；或入丸、散。

营养成分

蛋白质、氨基酸、维生素D、维生素E、淀粉酶、催化酶、过氧化异构酶、大麦芽碱、腺嘌呤、胆碱、细胞色素C等。

瘦身原理

麦芽含消化酶及维生素B，有助消化作用。消化好身体功能才会好，代谢正常，才能更健康地减轻体重。

适用人群

消化不良、食积、胃脘胀痛者适用；断乳期妇女和乳积患者适用。

注意事项

麦芽含微量麦芽毒素，故有小毒，不宜大量摄入。麦芽不可久服，久服消肾。患有痰火哮喘症的人忌用。无积滞，脾胃虚者不适用；孕妇不宜多服，哺乳期妇女不适用。

功用疗效

行气消食，健脾开胃，退乳消胀。用于食积不消，脘腹胀痛，脾虚食少，乳汁郁积，乳房胀痛，妇女断乳。生麦芽：健脾和胃，疏肝行气。用于脾虚食少，乳汁郁积。炒麦芽：行气消食回乳。用于食积不消，妇女断乳。焦麦芽：消食化滞。用于食积不消，脘腹胀痛。

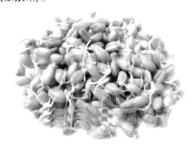

对症药膳

◆ 麦芽茶

配　　方：炒麦芽3克，山楂3片。

做　　法：在杯中放入炒麦芽、山楂及适量沸水，闷泡8分钟即可。

功　　效：开胃健脾、消食除胀，缓解体内排气不畅。

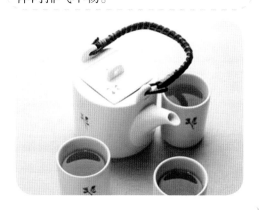

党参

·—·补中健脾，控制食欲

别　　　名 东党、台党、潞党、口党、上党人参、黄参、狮头参、中灵草。

性 味 归 经 味甘，性平；归脾、肺经。

用 法 用 量 内服：煎汤，6～15克；或熬膏、入丸、散。生津、养血宜生用；补脾益肺宜炙用。

营养成分

淀粉、蔗糖、葡萄糖、菊糖、皂苷、生物碱、黏液质、树脂等。

瘦身原理

党参能调节肠胃运动、抗溃疡、抑制胃酸分泌、降低胃蛋白酶活性，从而控制食欲，达到减肥的目的。

药典论述

1.《本经逢原》："清肺。上党人参，虽无甘温峻补之功，却有甘平清肺之力，亦不似沙参之性寒专泄肺气也。"

2.《纲目拾遗》："治肺虚，益肺气。"

3.《得配本草》："上党参，得黄耆实卫，配石莲止痢，君当归活血，佐枣仁补心。补肺蜜拌蒸熟；补脾恐其气滞，加桑皮数分，或加广皮亦可。"

功用疗效

补中益气，健脾益肺。用于脾肺虚弱，气短心悸，食少便溏，虚喘咳嗽，内热消渴。

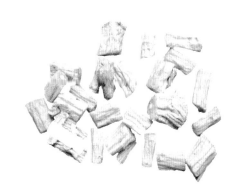

适应人群

脾胃虚弱、四肢无力的人适用；冠心病、心悸气短的患者适用；肺虚咳嗽的人适用；贫血患者适用；内热消渴、自汗的患者适用；慢性腹泻、溃疡性结肠炎及胃炎的患者适用。

注意事项

党参不宜与藜芦同用。有实邪者忌服。

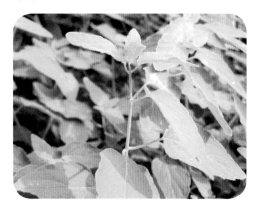

对症药膳

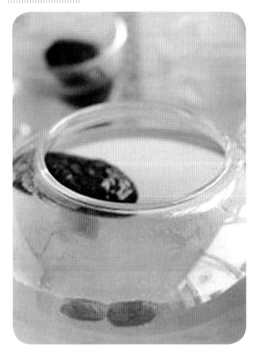

◆ **党参黄花山药粥**

配　方：党参10克，黄花40克，山药、糯米各50克。

做　法：

党参、黄花洗净切片，山药洗净切丁，砂锅中放糯米和水、山药丁、党参、黄花一起煲制30分钟即可。

功　效：补中益气、升阳固表。

◆ **党参枸杞茶**

配　方：党参、枸杞子各10克，陈皮15克，黄芪30克。

做　法：

将党参、枸杞子、陈皮、黄芪放入锅中，加清水，煮30分钟，去渣取汁。

功　效：补中益气、健脾益肺、滋阴保肝。

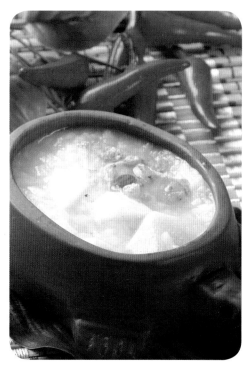

何首乌

控制脂肪吸收

别　　名	赤首乌、首乌、铁秤砣、红内消、地精。
性味归经	味苦、甘、涩，性温；归肝、心、肾经。
用法用量	内服：煎汤，10～20克；熬膏、浸酒或入丸、散。外用：适量，煎水洗、研末撒或调。

营养成分

淀粉、粗脂肪、卵磷脂、大黄酚、大黄素、大黄酸等。

瘦身原理

何首乌具有滋润肠胃、解毒的功效，其有效成分大黄酚能促进肠胃蠕动，排出肠胃里的废物，减少肠胃对胆固醇和脂肪的吸收，防止胆固醇在肠胃里沉淀、累积，对于治疗便秘型肥胖者很有效。

药典论述

1.《本草述》："治中风，头痛，行痹，鹤膝风，痫证，黄疸。"

2.《开宝本草》："主瘰疬，消痈肿，疗头面风疮，疗五痔，止心痛，益血气。"

3.《药品化义》："益肝，敛血，滋阴。治腰膝软弱，筋骨酸痛，截虚疟，止肾泻，除崩漏。"

功用疗效

生首乌解毒、消痈、润肠通便，用于瘰疬疮痈、风疹瘙痒、肠燥便秘、高血脂等；制首乌补肝肾、益精血、乌须发、强筋骨，用于血虚萎黄、眩晕耳鸣、须发早白、腰膝酸软、肢体麻木、崩漏带下、久疟体虚、高血脂等。

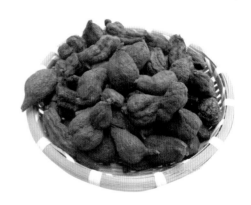

适应人群

免疫力低下、腰膝酸软、耳鸣耳聋者适用；神经衰弱、肝炎、结核病患者适用；妇人产后诸病及便秘、痔疮患者适用。

注意事项

何首乌忌猪、羊肉血；忌萝卜、葱、蒜；忌铁。大便溏泄及有湿痰者不宜。

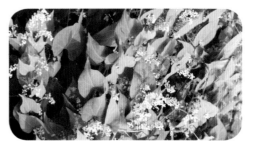

对症药膳

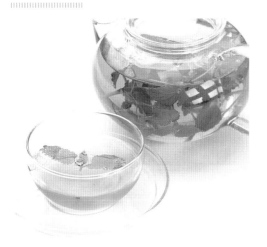

◆ 降脂减肥茶

配　方:何首乌、丹参各 10 克,泽泻 5 克,绿茶 3 克,蜂蜜适量。

做　法:

1.将何首乌、泽泻、丹参研成粗药末。

2.将药末、绿茶放入杯中,用沸水冲泡 20 分钟后,加入蜂蜜,即可饮用。

3.每日 1 剂,不拘时,代茶饮。

功　效:此茶中的何首乌具有降脂减肥的功效;泽泻具有利湿活血的功效;丹参具有活血调经、凉血消痈、养血安神的功效。

◆ 首乌降脂茶

配　方:丹参 20 克,何首乌、葛根、寄生各 10 克,蜂蜜、甘草各 6 克。

做　法:

1.丹参、何首乌、葛根、寄生、甘草研成粗药末。

2.将药末放入瓶中,用热水冲泡 20 分钟后,加入蜂蜜,即可饮用。

3.每日 1 剂,不拘时,代茶饮。

功　效:本茶中的丹参具有活血祛瘀的功效;何首乌具有降脂通脉的功效;葛根具有解表退热的功效;寄生具有补益肝肾的功效;甘草具有调和诸药的功效。

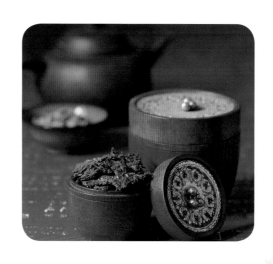

山楂

健脾消积利减肥

别　　　名	山里红、红果、酸梅子、山梨、赤枣子。
性 味 归 经	性微温，味甘、酸；归脾、胃、肝经。
用 法 用 量	每次3~4个（50克）。

营养成分

皮苷、蛋白质、脂肪、磷、铁、胡萝卜素、烟酸、黄酮苷类（如牡荆素、荭草素、山楂纳新）、三萜类（如齐墩果酸、熊果酸、山楂酸等）、槲皮素、维生素C与钙等。

瘦身原理

山楂可健脾消积，对减肥有利，可辅治继发性肥胖症。山楂中还含有枸橼酸、苹果酸、抗坏血酸、酶和蛋白质、碳水化合物，有降血压、促进胃肠消化的作用。

经典论述

1.《日用本草》："化食积，行结气，健胃宽膈，消血痞气块。"

2.《医学衷中参西录》："山楂，若以甘药佐之，化瘀血而不伤新血，开郁气而不伤正气，其性尤和平也。"

食用功效

山楂能防治心血管疾病，具有扩张血管、增加冠状动脉血流量、改善心肌活力、兴奋中枢神经系统、降低血压和胆固醇、软化血管及利尿和镇静作用；山楂能开胃消食，特别对肉食积滞效果更好；山楂有活血化瘀的功效，有助于解除局部瘀血状态，对跌打损伤有辅助疗效；山楂所含的黄酮类和维生素C、胡萝卜素等物质能阻断并减少自由基的生成，增强人体的免疫力，有防衰老、抗癌的作用。

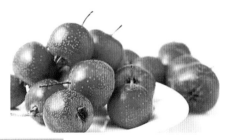

食用宜忌

宜食：凡伤食后引起的腹满饱胀，尤其是肉类食积不化，上腹疼痛者，食之最为适宜；适宜中老年心脏衰弱、高血压、冠心病、心绞痛、高脂血症、阵发性心动过速及各种癌症患者食用；

忌食：脾胃虚弱者慎服。处在换牙期的儿童不宜多食山楂，会损伤牙齿；山楂有促进妇女子宫收缩的作用，孕妇多食山楂，会引发流产，故不宜多食。

对症药膳

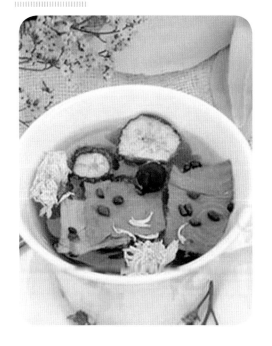

◆ 山楂果茶

配　方：山楂干品15克，蜂蜜适量。

做　法：将山楂放入杯中，冲入沸水，闷泡约10分钟，待茶水温热时调入蜂蜜饮用。

功　效：山楂可以健脾消积，蜂蜜可以润肠通便，两者合用可以加快肠道蠕动，减少脂肪在腹部的堆积。

◆ 山楂荷叶茶

配　方：荷叶干品、山楂干品各15克，决明子10克。

做　法：将上述材料一起放入杯中，冲入沸水，闷泡约10分钟后饮用。

功　效：荷叶、山楂均可以消脂去腻，同时减少外源脂肪的摄入量；决明子可以清热、润肠排毒、减少肠道对脂肪的吸收。这是一款攻守兼备的减肥茶饮。

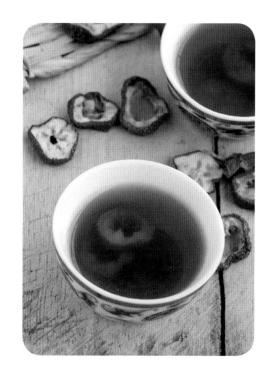

决明子

降脂又降压

别　　　名　决明子、马蹄决明、马蹄子、还瞳子、羊明、羊角、羊尾豆、狗屎豆。

性 味 归 经　味甘、苦、咸，性微寒；归肝、大肠经。

用 法 用 量　内服：煎汤，9 ～ 15 克。

营养成分

大黄酚、大黄素、芦荟大黄素、大黄酸、决明素、决明松、决明内脂、维生素 A 等小决明的种子含有 2 个新的酮糖苷。此外，决明子含丰富的微量元素，如铁、锌、铜等。

瘦身原理

决明子具有润肠通便，降脂减肥的功能，用决明子泡水喝，可以抑制全身脂肪的合成，对体内多余的脂肪也有很好的分解功效。坚持服用决明子茶有去脂的效果，既不影响饮食和身体健康，还能达到瘦身的目的。

专家指导

便秘、高血压、高血脂患者适合饮用。脾胃虚寒者不宜多饮。

功用疗效

清肝明目，润肠通便，有降低血脂及血压功效，对防止血管硬化有效，尤适于兼有便秘的中老年患者。味咸，具有平肝潜阳，清肝明目等功效。

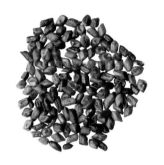

对症药膳

◆ 苦丁决明子茶

配　方：苦丁 5 ～ 10 克，决明子 1 ～ 3 克。

做　法：在杯中放入苦丁与决明子，加沸水，闷泡 5 分钟即可。

功　效：消食化痰，润肠通便，缓解高血压、高血脂。

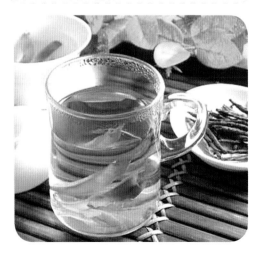

薏苡仁

利尿消肿燃脂肪

别　　　名 薏仁、苡仁、薏米、薏珠子、赣米、感米、米仁、回回米、草珠儿。

性 味 归 经 味甘、淡，性凉；归脾、胃、肺经。

用 法 用 量 内服：煎汤，10 ~ 30克；或入丸、散、浸酒、煮粥、做羹。

营养成分

蛋白质、脂肪、碳水化合物、维生素 B₁、多种氨基酸、薏苡素、薏苡酯、三萜化合物等。

瘦身原理

薏苡仁可以促进体内血液和水分的新陈代谢，其油脂提取物薏苡仁素、薏苡仁油、薏苡酯、三萜化合物等成分，具有减肥作用。

注意事项

薏苡仁性寒，不宜长期大量食用，一般不要超过 7 日，否则会导致肾阳虚，体质下降，抵抗力降低，甚至会导致不育不孕。脾虚无湿，大便燥结及孕妇慎服，孕妇禁用，津液不足者慎用。

功用疗效

健脾渗湿，除痹止泻，清热排脓。用于水肿，脚气，小便不利，湿痹拘挛，脾虚泄泻，肺痈，肠痈；扁平疣。

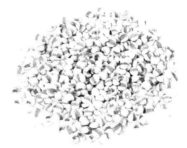

对症药膳

◆ 薏苡仁苦瓜红豆粥

配　方：薏苡仁、红豆各50克，苦瓜 30 克，粳米 100 克。

做　法：1.将薏苡仁先用温水泡30分钟洗净备用，苦瓜洗净去瓤切片备用。

2.锅上火加水适量放入粳米和薏苡仁，苦瓜切片备用，锅上火加水适量，放入粳米和薏苡仁同煮八成熟放入苦瓜煮熟成粥即可。

功　效：健脾消肿、清热解毒。

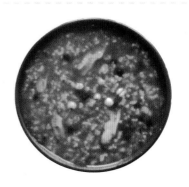

苍术

·⟨3⟩· 燥湿健脾，减肥降脂

别　　　名	山精、赤术、马蓟、枪头菜、青术、仙术。
性 味 归 经	味辛、苦，性温；归脾、胃、肝经。
用 法 用 量	内服：煎汤，3～9克；或入丸、散。

营养成分

维生素A、苍术素、苍术醇、茶杯酮、苍术苷、钙、镁、钴等。

瘦身原理

苍术能使肠蠕动增加，促进甘油三酯、脂肪、胆固醇的排泄，减少脂肪、胆固醇的吸收而具减肥降脂作用，还能促进胆汁分泌，并使胆汁中胆红素和胆汁酸的含量增加，有助于脂肪的消化吸收，同时增强细胞免疫功能和抗衰老作用。

适宜人群

腹泻腹痛的人及腹胀、食欲不振者适用。夜盲症、白内障等眼疾患者适用。风寒感冒者适用。妇女白带证属湿热者适用。脚膝肿痛及风湿病患者适用。

功用疗效

燥湿健脾，祛风散寒，明目。用于脘腹胀满，泄泻，水肿，脚气痿，风湿痹痛，风寒感冒，夜盲。

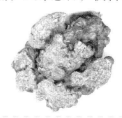

对症药膳

◆ 苍术茶

配　　方：苍术10克，枸杞子5克，信阳毛尖3克，蜂蜜适量。

做　　法：1.将苍术、枸杞子洗净，放入锅中，用水煎煮，去渣取药汁。

2.用药汁冲泡信阳毛尖，温热时加蜂蜜，即可饮用。

3.每日1剂，不拘时，代茶饮。

功　　效：本茶中的苍术具有燥湿健脾、祛风散寒的功效；信阳毛尖具有止渴生津、清热消暑、解毒消食、通便治痢、延年益寿的功效；枸杞子具有养肝、润肺、滋补肝肾、益精明目的功效。蜂蜜具有保护肝脏、补充体力、消除疲劳、增强抵抗力、杀菌的功效。

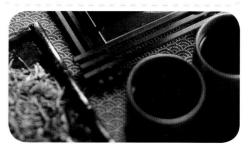

红花

·❀· 排毒消脂

别　　　名 草红花、红蓝花、刺红花。

性 味 归 经 味辛，性温；归心、肝经。

用 法 用 量 内服：煎汤，3～10克。
养血和血宜少用；活血
祛瘀宜多用。

营养成分

红花黄色素、红花苷、红花油等。

瘦身原理

红花含有红花黄色素具有增加冠
脉血流量及心肌营养性血流量的作用，
并具有一定的排毒消脂的功效，非常
适合女性服用，能够养生保健，排毒
瘦身。

适用人群

跌打损伤者适用；妇女痛经、闭经、
恶露瘀阻者适用；冠心病患者适用。

注意事项

红花过量使用可致人体中毒反应，
主要表现为腹部不适、腹痛、腹泻，
甚或胃肠出血，腹部绞痛，妇女月经
过多。孕妇忌用。溃疡病及出血性疾
病者慎用。

功用疗效

活血通经，散瘀止痛。用于经闭，
痛经，恶露不行，癥瘕痞块，跌扑损伤，
疮疡肿痛。

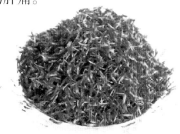

对症药膳

◆ 红花玫瑰茶

配　　方：红花15克，玫瑰花10朵。

做　　法：将上述材料一起放入杯中，
冲入沸水，闷泡3～5分钟后饮用。

功　　效：红花、玫瑰花都有行气活血、
去瘀止痛的功效。

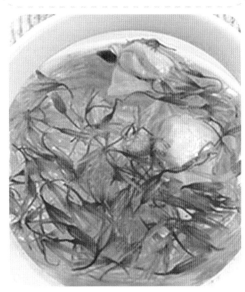

丹参
改善循环消水肿

别　　　名 紫丹参、红丹参、大红袍、红根、血参根、血山根。

性味归经 味苦，微寒；归心、肝经。

用法用量 内服：煎汤，5~15克，大剂量可用至30克。

营养成分

丹参酮、隐丹参酮、异丹参酮、丹参内酯、丹参酸、原儿茶酸、琥珀酸等。

瘦身原理

丹参能改善微循环，有活血养血、去除黑眼圈以及解决手脚冰冷等作用，通过改善微循环还能达到消除水肿的作用。

适用人群

高血压、冠心病、脑血管疾病患者适用。头痛、眩晕的人适用。肝硬化、糖尿病、肾炎以及小儿肺炎患者适用。慢性咽炎、消化性溃疡、风湿关节炎患者适用。皮肤病患者适用。

功用疗效

祛瘀止痛，活血通经，清心除烦。用于月经不调，经闭痛经，癥瘕积聚，胸腹刺痛，热痹疼痛，疮疡肿痛，心烦不眠；肝脾肿大，心绞痛。

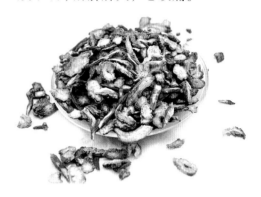

注意事项

丹参不宜与藜芦同用。丹参忌与醋、羊肝、葱、牛奶等同服。部分人服用丹参会出现过敏反应，或者胃痛。无瘀血者慎服。妊娠妇女慎服。大便不实者忌服。

药典论述

1.《本草纲目》："活血，通心包络。治疝痛。"

2.《神农本草经》："主心腹邪气，肠鸣幽幽如走水，寒热积聚；破癥除瘕，止烦满，益气。"

3.《名医别录》："养血，去心腹痼疾结气，腰脊强，脚痹；除风邪留热，久服利人。"

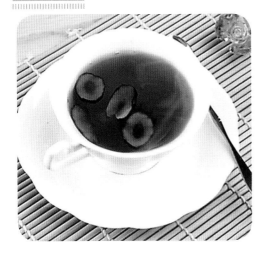

◆ 丹参山楂茶

配　方：丹参 10 克，山楂 5 克。

做　法：1.将丹参、山楂切成薄片，用沸水冲泡，取汁。

2.代茶饮用。

功　效：活血化瘀。用于血瘀气滞型心系疾病，如：心悸失眠、心烦不安、心胸刺痛、胸闷如窒、舌质紫暗者。

◆ 参芪陈皮茶

配　方：丹参、黄芪各 15 克，陈皮 10 克。

做　法：

将丹参、黄芪、陈皮一起放入砂锅，倒入适量清水，大火烧沸后改小火煎煮约 20 分钟。滤出汤汁，代茶饮用。

功　效：丹参可以改善微循环，降低血黏度；黄芪则可以补气固表，现代药理研究表明，黄芪可以增强心脏功能，保肝，降血压，还可以调节血糖。丹参配伍黄芪，可以解决长期服用黄芪伤阴的问题。二者再配上理气健脾、燥湿化痰的陈皮，可补气活血、降压、降脂。

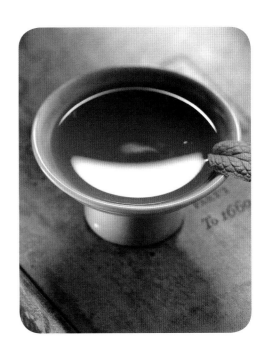

葛根

排除毒素燃脂肪

别　　　名　葛藤、干葛、粉葛、葛麻藤、葛子根、葛条根、鸡齐根。

性味归经　味甘、辛，性凉；归脾、胃经。

用法用量　内服：煎汤，10～15克；或捣汁。外用：适量，捣敷。

营养成分

葛根素、葛根素木糖苷、大豆黄酮、大豆黄酮苷、大豆苷元、花生酸、葛根醇、异黄酮苷、黄豆苷、糖苷、氨基酸等成分。

瘦身原理

葛根中含有大量高活性的异黄酮，具有显著的模拟、干扰、双向调节雌激素和孕激素对人体过分刺激，能有效补充和调理内分泌水平，加快体内新陈代谢，排除毒素，降低血糖，充分产生热量，燃烧脂肪，使堆积的脂肪明显削弱。并且补充人体所需的微量元素，调节生理平衡，使之不反弹，达到减肥的效果。

注意事项

葛根不可多服，否则损胃气。脾胃虚寒者慎用；夏日表虚多汗者慎用。

功用疗效

解肌退热，生津，透疹，升阳止泻。用于外感发热头痛、项背强痛，口渴，消渴，麻疹不透，热痢，泄泻；高血压颈项强痛。

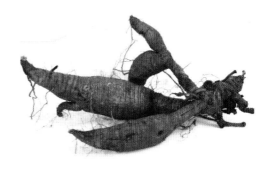

适应人群

中老年人、脸上长斑者适用；高血压、高血脂、高血糖、肝炎患者适用；偏头痛患者适用；更年期妇女、易上火人群、常饮酒者适用。

妙方良方

1. 伤寒瘟疫，风热壮热，头痛、肢体痛，疮疹已发未发：升麻、干葛（细锉）、芍药、甘草（锉，炙）各等分，共捣研为粗末。每次取药末20克，加水300毫升，煎至200毫升，温服。本方名为升麻葛根汤，出自《阎氏小儿方》。

2. 偏头痛：葛根30克，山楂15克，杜仲12克，五味子9克。水煎服，每日1剂。

对症药膳

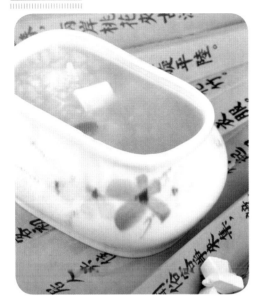

◆ 葛根粳米粥

配　方：葛根 30 克，粳米 50 克，麦冬 5 克。

做　法：1.葛根洗净切成小段；麦冬用温水浸泡半小时；粳米洗净。

2.锅内加水烧沸，放粳米、麦冬、葛根用武火煮 5 分钟，改用文火熬熟至黏稠即可。

功　效：发表解肌、清热除烦、生津止渴、透疹止泻、降低血压。适用于高血压、冠心病、老年性糖尿病、慢性脾虚泻泄、夏令口渴等症者饮用。

◆ 葛根茶

配　方：葛根 10 克，洞庭碧螺春 5 克，枸杞子 3 克，蜂蜜适量。

做　法：

1.将葛根、洞庭碧螺春、枸杞子放入锅中，用开水冲泡。

2.将药汁去渣取汁后，加入蜂蜜，即可饮用。

3.每日 1 剂，不拘时，代茶饮。

功　效：本茶中的葛根具有解表退热的良好功效；绿茶具有止渴生津的良好功效；枸杞子具有养肝润肺、滋补肝肾、益精明目的良好功效；蜂蜜具有保护肝脏的功效。本茶适宜患有高血脂、高血压、高血糖、冠心病、心绞痛、神经性头痛等症者饮用。

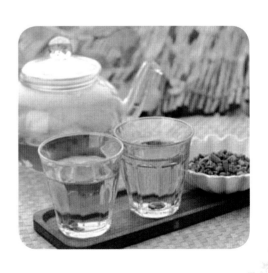

川芎

活血行气擅降脂

别　　　名　小叶川芎、山鞠穷、香果、马衔、京芎、贯芎、抚芎、雀脑芎、台芎、西芎。

性 味 归 经　味辛，性温；归肝、胆、心包经。

用 法 用 量　内服：煎汤，3～10克；研末，每次1～1.5克；或入丸、散。外用：适量，研末撒；或煎汤漱口。

营养成分

川芎嗪、阿魏酸、川芎内酯、香草酸、棕榈酸、香草醛、β-谷甾醇、亚油酸、蔗糖等。

瘦身原理

川芎含有挥发油、生物碱、酸性物质、有机酸等成分，可行气开郁、降脂减肥、改善循环等，对于血气不畅或气血瘀滞的肥胖者最有效。

适用人群

风湿关节痛、肢体麻木以及跌打损伤者适用；腹中寒痛、头痛的人适用；月经不调、痛经、闭经的女性适用；心绞痛的人适用。

功用疗效

活血行气，祛风止痛。用于月经不调，经闭痛经，癥瘕腹痛，胸胁刺痛，跌扑肿痛，头痛，风湿痹痛。

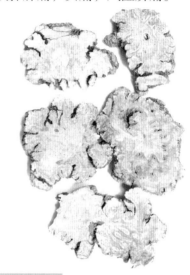

注意事项

川芎恶黄芪、山茱、狼毒，畏硝石、滑石、黄连，反藜芦。川芎不宜久服，久服走散真气。阴虚火旺，上盛下虚及气弱之人忌服。

经典论述

1.《本草纲目》："燥湿，止泻痢，行气开郁。"

2.《名医别录》："除脑中冷动，面上游风去来，目泪出，多涕唾，忽忽如醉，诸寒冷气，心腹坚痛，中恶，卒急肿痛，胁风痛，温中内寒。"

3.《药性论》："治腰脚软弱，半身不遂，主胞衣不出，治腹内冷痛。"

对症药膳

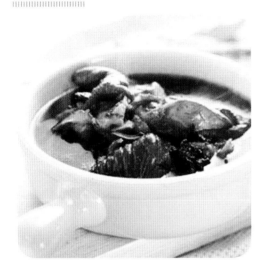

◆ 十全大补乌鸡汤

配　方：乌骨鸡腿1只，
当归、熟地、党参、炒白芍、
白术、茯苓、黄芪、川芎、
甘草、肉桂、枸杞子、红
枣各10克。

做　法：

1.乌骨鸡腿剁块，放入沸
水氽烫、捞起、冲净，所
备药材以清水快速冲洗。

2.将鸡腿和所有药材一起
放入炖锅，加7碗水以大
火煮开。转小火慢炖30分
钟即成。

功　效：补血、利尿消肿、
滋肾补血。

◆ 三花减肥茶

配　方：川芎6克，玫瑰花、
茉莉花、代代花各5克，荷
叶2克，蜂蜜适量。

做　法：

1.将玫瑰花、茉莉花、代代花、
川芎、荷叶研成粗药末。

2.将药末放入瓶中，用沸水
冲泡10分钟后，加入蜂蜜，
即可饮用。

3.每日1剂，不拘时，代茶饮。

功　效：本茶中的玫瑰花具
有行气活血的功效；茉莉花
具有理气和中的功效；代代
花具有理气解郁的功效；川
芎具有祛风活血的功效。

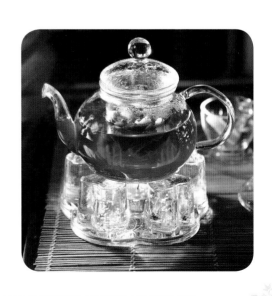

荷叶

阻止脂肪吸收

别　　名　鲜荷叶、干荷叶、莲叶、藕叶。

性 味 归 经　味苦，性平；归肝、脾、胃经。

用 法 用 量　内服：煎汤，3～10克（鲜品15～30克）；荷叶炭3～6克，或入丸、散。外用：适量，捣敷或煎水洗。

营养成分

莲碱、荷叶碱、原荷叶碱、亚美罂粟碱、前荷叶碱、D-N-甲基乌药碱、N-去甲基荷叶碱、鹅掌楸碱、番荔枝碱、葡萄糖酸、酒石酸、柠檬酸、琥珀酸、苹果酸、草酸、鞣质、槲皮素、异槲皮苷、莲苷等。

瘦身原理

荷叶有清热解暑，升发清阳、除湿祛瘀，有利尿通便的作用，最重要的是它还具有健脾升阳的效果，它的减肥原理是服用后在人体肠壁上形成一层脂肪隔离膜，有效阻止脂肪的吸收，从根本上减重，并更有效的控制反弹。

功用疗效

清热解暑，升发清阳，凉血止血。用于暑热烦渴，暑湿泄泻，脾虚泄泻，血热吐衄，便血崩漏。荷叶炭收涩化瘀止血。用于多种出血症及产后血晕。

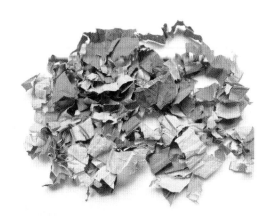

注意事项

荷叶畏桐油、茯苓、白银。体虚者禁用；上焦邪盛的人忌用。

专家指导

荷叶不仅是减肥茶饮的重要原料，还是消除痱子的良药。将荷叶加清水煮半小时，冷却后用于洗澡，可以起到润肤美容防痱的效用。

经典论述

《本草纲目》："生发元气，裨助脾胃，涩精浊，散瘀血，消水肿、痈肿，发痘疮。治吐血、咯血。衄血、下血、溺血、血淋、崩中、产后恶血、损伤败血。"

对症药膳

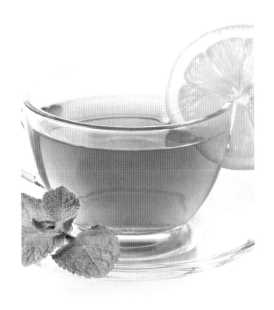

◆ 山楂荷叶茶

配　方：山楂 15 克，荷叶 12 克，绿茶 5 克，蜂蜜适量。

做　法：

1.将山楂、绿茶、荷叶放入锅中煎煮。

2.用茶漏滤取药汁后，加入适量蜂蜜，即可饮用。

3.每日 1 剂，代茶频饮。

功　效：十茶中的山楂具有消脂化滞、降压减肥、活血散瘀、化痰行气的功效；绿茶具有止渴生津、清热消暑、解毒消食、通便治痢、祛风解表、延年益寿的功效；荷叶具有消暑利湿、健脾升阳、散瘀止血的功效。

◆ 荷叶茶

配　方：荷叶（干品）半张，山楂 3 克，红枣 2 ~ 3 颗。

做　法：

在锅中放入洗净切碎的荷叶、山楂、红枣及适量清水，煮 15 分钟。去渣取汁。

功　效：消暑利湿、散瘀止痛，调节血压。

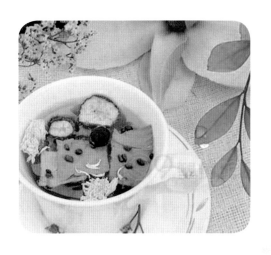

枸杞子

加快脂肪分化和焚烧

别　　名 狗奶子、苟起子、枸杞豆、血杞子、津枸杞、枸杞红实、红耳坠。

性味归经 味甘，性平；归肝、肾经。

用法用量 内服：煎汤，5 ~ 15 克；或入丸、散、膏、酒剂。

营养成分

氨基酸、枸杞子多糖、胡萝卜素、硫胺素、维生素 B_2、烟酸、维生素 C、甜菜碱、玉蜀黍黄质，酸浆果红素、隐黄质、东莨菪素等。

瘦身原理

枸杞子中含有一种甜菜碱的成分，可以参与脂肪代谢，有效的抑制肝细胞内脂肪的沉积，减低了肝脏中总胆甾醇；枸杞子中含有的亚油酸，是一种比较健康的脂肪，经常食用枸杞子，摄入的亚油酸，可以起到润肺、明目和很好的降脂减肥的效果；枸杞子富含维生素 C，该成分能组成肉碱，可以促进脂肪代谢，加快脂肪的分化和焚烧。

功用疗效

滋补肝肾，益精明目。用于虚劳精亏，腰膝酸痛，眩晕耳鸣，内热消渴，血虚萎黄，目昏不明。

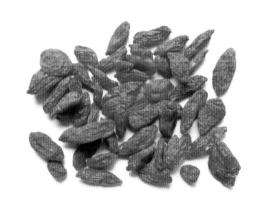

适用人群

中老年人及体质差者适用。肝肾阴虚证，腰膝酸软、头晕目眩、视物不清、白内障、夜盲症以及耳鸣耳聋者适用；癌症患者及放疗、化疗后体质虚弱的人适用；肺结核病人适用；心脑血管疾病以及脂肪肝、肝炎患者适用。

注意事项

枸杞子置阴凉干燥处，防闷热，防潮，防蛀。外邪实热，脾虚有湿及泄泻者忌服。

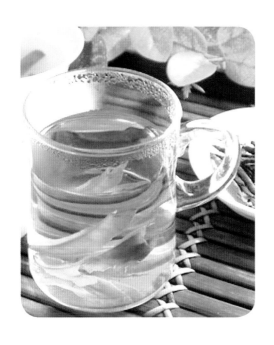

◆ 杞菊养肝乌龙茶

配　方：枸杞子10颗，菊花6朵，乌龙茶5克。

做　法：

将枸杞子、菊花清洗一下，与乌龙茶一起放入茶杯中。倒入适量沸水，闷泡5分钟即可饮用。

功　效：促进代谢，养肝去脂。

◆ 枸骨平肝茶

配　方：枸骨叶6克，枸杞子5克，甘草3克，蜂蜜适量。

做　法：

1.将枸骨叶、枸杞子、甘草研成粗末。

2.将药末放入杯中，用开水冲泡5分钟后，加入蜂蜜，即可饮用。

3.每日1剂，不拘时，代茶饮。

功　效：本茶中的枸骨叶具有清热平肝、降脂减肥的功效；枸杞子具有养肝润肺、滋补肝肾的良好功效；甘草具有补脾益气、调和诸药的良好功效。

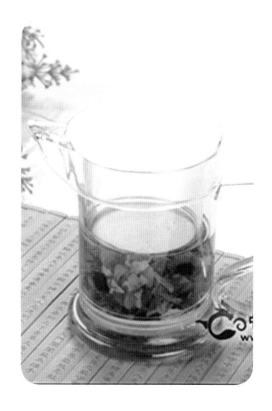

车前草

清理血管中的油脂

别　　　名	车前、钱贯草、牛舌草、虾蟆衣、七星草、野甜菜、猪耳草、钱串草。
性味归经	味甘，性寒；归肝、肾、肺、小肠经。
用法用量	内服：煎汤，15～30克，鲜品30～60克；或捣汁服。外用：适量，煎水洗、捣烂敷或绞汁涂。

营养成分

蛋白质、脂肪酸、维生素C、果胶、车前苷、桃叶珊瑚苷、乌苏酸、B-谷甾醇、棕榈酸、棕酸豆甾醇酯。

瘦身原理

车前草中含有利尿物质，可以把胃肠道部分液体通过尿液排出，同时清理血管中的油脂类物质，还可以减少肥胖者的饥饿感，从而减少一定的进食量。

适用人群

小便不通、尿血、淋浊、带下者适用；黄疸、水肿、热痢、泄泻者适用；咳嗽、鼻衄、目赤肿痛、喉痛者适用；皮肤溃疡者适用。

功用疗效

清热利尿，祛痰，凉血，解毒。用于水肿尿少，热淋涩痛，暑湿泻痢，痰热咳嗽，吐血衄血，痈肿疮毒。

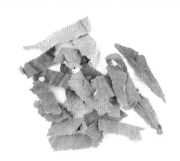

对症药膳

◆ 陈皮车前草茶

配　方：陈皮3克，车前草5克，绿茶适量。

做　法：
将上述材料一起放入杯中，冲入沸水，闷泡约3分钟后饮用。

功　效：车前草具有利尿、去湿毒的作用；陈皮具有理气健脾、助消化的作用，可促进新陈代谢；绿茶中含有的咖啡因可促使尿液迅速排出体外，缩短有害物质在肾脏中滞留的时间，排出体内多余水分。

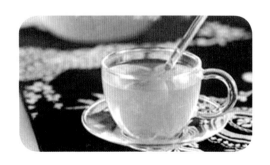

茴香

抑制食欲，控制体重

别 名	懷香、懷香子、茴香子、土茴香、野茴香、谷茴香、谷香、香子、小香。
性味归经	味辛，性温；归肝、肾、脾、胃经。
用法用量	内服：煎汤，3～6克；或入丸、散。外用：研末调敷，或炒热温熨。

营养成分

蛋白质、脂肪、膳食纤维、小茴香油等。

瘦身原理

茴香中的膳食纤维能让人产生饱腹感，有助于抑制食欲。它还能提高新陈代谢速度，控制暴饮暴食，溶解沉积在血液中的脂肪，并作为一种天然的利尿剂减少水潴留，从而避免了体重增加。

适用人群

脾胃虚寒的人适用；痛经的女性适用。

注意事项

发霉的小茴香不宜食用；小茴香过量会导致视力损伤，不宜短期大量使用。阴虚火旺者禁食；体质虚弱的孕妇禁食。

功用疗效

散寒止痛，理气和胃。用于寒疝腹痛，睾丸偏坠，痛经，少腹冷痛，脘腹胀痛，食少吐泻，睾丸鞘膜积液。

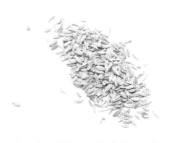

对症药膳

◆ 茴香豆腐羹

配 方：豆腐 350 克，小茴香粉 5 克，培根 25 克，虾仁 25 克，香粉、盐、味精、鸡粉、淀粉各适量。

做 法：豆腐、培根、虾肉切粒、沸水备用，锅中加清水烧沸，加茴香粉、盐、味精、鸡粉，下入豆腐，培根、虾肉勾芡即可。

功 效：润燥生津、温胃健脾。

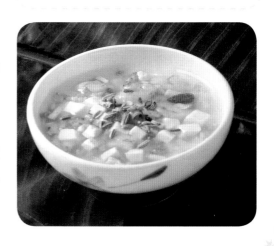

茉莉花

泡茶饮用可瘦身

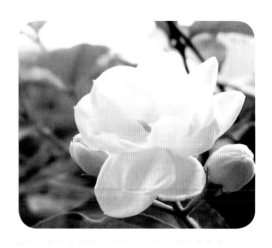

别　　名 茉莉、香魂、莫利花、没丽、没利、抹厉、末莉。

性 味 归 经 味辛、甘，性温；归脾、胃、肝经。

用 法 用 量 内服：煎汤，3 ~ 10克；或代茶饮。外用：适量，煎水洗目或菜油浸滴耳。

营养成分

挥发油性、苯甲醇、茉莉花素、芳樟醇、苯甲酸、芳樟醇酯、吲哚、素馨内酯等。

瘦身原理

茉莉花能够使排便顺畅，排除体内毒素，从而达到瘦身美体的效果。

注意事项

茉莉花性凉，火热内盛，故便秘、失眠、神经衰弱等症患者应该慎饮。

功用疗效

理气，开郁，辟秽，和中。用于下痢腹痛，目赤红肿，疮毒。

对症药膳

◆ 桂圆茉莉花茶

配　　方：桂圆肉干品12克，茉莉花干品10克。

做　　法：将桂圆肉和茉莉花一起放入杯中，倒入沸水，闷泡约10分钟后饮用。

功　　效：桂圆可补心益脾、固气、养血安神；茉莉花有理气止痛、温中和胃、消肿解毒、强化免疫系统的功效。这款茶饮具有利水消肿、温气补肾的功效。

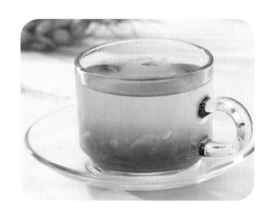

茯苓

降脂减肥瘦身

别　　　名 杜茯苓、茯菟、松腴、不死面、松薯、松木薯、松苓。

性 味 归 经 味甘、淡，性平；归心、肺、脾、肾经。

用 法 用 量 内服：煎汤，10～15克；或入丸散。

营养成分

蛋白质、脂肪、甾醇、卵磷脂、葡萄糖、钾、β-茯苓聚糖、树胶、甲壳质、腺嘌呤、组氨酸、胆碱、脂肪酶、蛋白酶、乙酰茯苓酸、茯苓酸等。

瘦身原理

茯苓内含有茯苓酸、乙酰茯苓酸、蛋白酶、胆碱等物质，具有渗湿利水、健运脾胃、祛湿消痰的功用，从根本上达到痰湿去、体重减的目的。所以，肥胖者经常服用茯苓，可以降脂减肥瘦身，使形体日趋健美。

适应人群

身体免疫低下的人适用；水肿症患者适用；腹泻、大便稀薄的人适用；心神不安、心性失眠的人适用。

功用疗效

利水渗湿，健脾宁心。用于水肿尿少，痰饮眩悸，脾虚食少，便溏泄泻，心神不安，惊悸失眠。

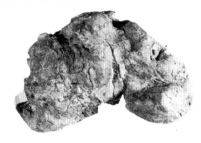

对症药膳

◆ 茯苓莲藕粥

配　方：茯苓15克，莲藕100克，大枣适量，粳米80克，糖15克。

做　法：

1.粳米洗净，莲藕去皮洗净切丁，茯苓磨粉，大枣洗净待用。

2.将粳米加水适量煮粥，待粥将熟时放入茯苓粉、大枣、藕丁，煮熟后加白糖搅匀即可。

功　效：健脾开胃、利水滋阴。

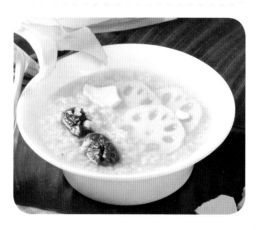

泽泻

——利水清湿热

别　　名　水泽、天秃、车苦菜、一枝花、如意花、天鹅蛋。

性味归经　味甘，性寒；归肾、膀胱经。

用法用量　内服：煎汤，6~12克；或入丸、散。

营养成分

胆碱、卵磷脂、泻醇、糖、钾、钙、镁等。

瘦身原理

泽泻具有利水清湿热的效果，可以排除身体多余的水分，加快身体的新陈代谢，对于水肿型肥胖很有效果。

适应人群

小便不利、水肿症患者适用；头晕、耳鸣、目昏者适用；腹泻、呕吐者适用；妇女带下、淋浊者适用。

注意事项

泽泻畏海蛤、文蛤。肾虚精滑者忌用。

功用疗效

利小便，清湿热。用于小便不利，水肿胀满，泄泻尿少，痰饮眩晕，热淋涩痛，高血脂。

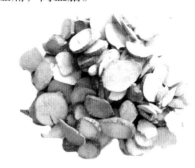

对症药膳

◆ 泽泻上汤娃娃菜

配　　方：泽泻20克，娃娃菜200克，炸蒜仔25克，草菇25克。

调　　料：葱、姜、盐、味精、食用油各适量。

做　　法：1.泽泻煎取浓汁，娃娃菜改刀成长条飞水。

2.锅置火上，加食用油煸香葱、姜，加清汤、草菇、炸蒜仔、盐、味精、娃娃菜一起煮开即可。

功　　效：利水渗湿。

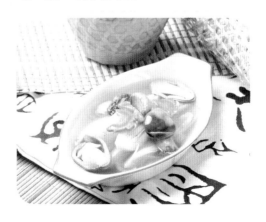

栀子

泻下减肥需适度

别　　　名　山栀、黄栀子、黄栀、
黄黄子、木丹、山栀子、
枝子、厄子、越桃、山
黄栀。

性 味 归 经　味苦，性寒；归心、肺、
三焦经。

用 法 用 量　煎服，5～10克。外用：
生品适量，研末调敷。

营养成分

栀子苷、去羟栀子苷、异栀子苷、
黄酮、甘露醇、熊果酸等。

瘦身原理

栀子中含有去羟栀子苷、异栀子
苷，这两种物质都有泻下作用，可以
作为减肥的辅助食疗食品。

适应人群

出血症患者适用；外感风热的人
适用；患疮疡肿毒、跌打损伤的人适用；
虚烦不眠、目赤、黄疸型肝炎患者适用。

注意事项

栀子宜置通风干燥处存放。脾虚
便溏者忌服。

功用疗效

泻火除烦，清热利尿，凉血解毒。
用于热病心烦，黄疸尿赤，血淋涩痛，
血热吐衄，目赤肿痛，火毒疮疡；外
治扭挫伤痛。

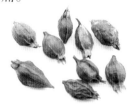

对症药膳

◆ 清肝茶

配　　方：栀子、胆草、菊花、绿茶各3克，
黄连0.3克，蜂蜜适量。

做　　法：1.黄连、栀子、胆草、菊花、
绿茶分别洗净，放入锅中煎煮。

2.用茶漏滤取药汁，温热时放入适量
蜂蜜，即可饮用。

3.每日一剂，不拘时，代茶饮。

功　　效：本茶具有清肝火、解肝毒、
舒肝解郁的功效。茶中的黄连具有清
热燥湿、泻火解毒的功效；栀子具有
护肝、利胆、降压、镇静、止血、消
肿的功效；胆草具有清泻肝胆实火、
除下焦湿热、利尿的功效。

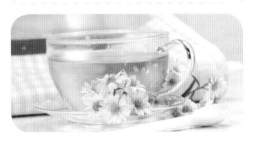

大黄

消积清湿助瘦身

别　　名	将军、生军、川军、黄良、火参、肤如、锦纹大黄、蜀大黄、牛舌大黄、锦纹。
性味归经	味苦，性寒；归脾、胃、大肠、肝、心包经。
用法用量	煎服，3～30克，用于泻下，不宜久煎。外用适量，研末调敷患处。

营养成分

蒽类衍生物、苷类化合物、鞣质类、有机酸类、挥发油类等。

瘦身原理

大黄含有大黄酚、大黄素、大黄酸等蒽醌物质，能使肠蠕动增加，促进甘油三酯、脂肪胆固醇的排泄，减少脂肪胆固醇的吸收而具减肥降脂作用，还能促进胆汁分泌，并使胆汁中胆红素和胆汁酸的含量增加，有助于脂肪的消化吸收，同时增强细胞免疫功能和抗衰老作用。

注意事项

置通风干燥处，防蛀。脾胃虚弱者慎用。妇女怀孕、月经期、哺乳期忌用。

功用疗效

消食，清湿热，泻火，凉血，祛瘀，解毒。用于实热便秘，积滞腹痛，泻痢不爽，湿热黄疸，目赤，咽肿，肠痈腹痛，痈肿疔疮，瘀血经闭，跌打损伤，外治水火烫伤；上消化道出血。

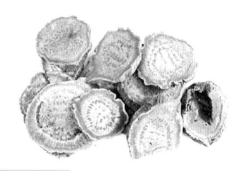

适应人群

便秘的人适用；消化道出血的人适用；咽肿的人适用；肠痈腹痛的人适用；妇女瘀血经闭者适用。

药典论述

1.《神农本草经》："下瘀血，血闭，寒热，破癥瘕积聚，留饮宿食，荡涤肠胃，推陈致新通利水谷，调中化食，安和五脏。"

2.《名医别录》："平胃，下气，除痰实，肠间结热，心腹胀满，女子寒血闭胀，小腹痛，诸老血留结。"

3.《日华子本草》："通宣一切气，调血脉，利关节，泄宿滞、水气，四肢冷热不调，温瘴热痰，利大小便，并敷一切疮疖痈毒。"

对症药膳

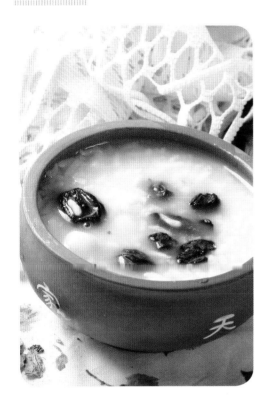

◆ 制大黄银芽炒肉丝

配　方：制大黄6克，银芽150克，猪里脊100克，葱、姜、盐、味精、白糖、胡椒粉、料酒、芡粉、食用油各适量。

做　法：

1.猪里脊码味上浆滑食用油至熟备用。

2.制大黄煎取浓汁加盐、味精、白糖、胡椒粉、料酒、芡粉搅匀备用。

3.锅置火上，加适量食用油烧热，煸香葱姜，下银芽炒熟，放入肉丝烹制大黄汁炒匀即可。

功　效：清热解毒。

◆ 熟大黄乌梅莲子粥

配　方：熟大黄20克，乌梅10克，莲子15克，大米150克。

做　法：先将大米洗净，莲子泡软，熟大黄洗净，再一起放入锅中加清水烧开，下乌梅煮制黏稠即可。

功　效：清热解毒、益气补血。

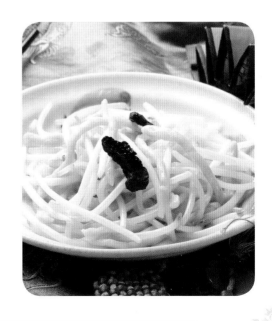

二、本草里的瘦身妙方

中医学早在2000多年前就有记载，如《素问·通评虚实论》中说："肥贵人，则膏粱之疾也"；《灵枢·卫气失常篇》论及人体肥瘦时指出"人有肥，有膏、有肉"，后世又有"肥人多痰而经阻气不运也"，"谷气胜元气，其人脂而不寿，元气胜谷气，其人瘦而寿"，"大抵素禀之盛，从无所苦，唯是湿痰颇多"，以及"肥人多痰多湿，多气虚"之说。这些论述对指导我们对肥胖的认识和辨证论治具有重要意义。

肥胖症的辨证分型

辨证论治是中医治疗学的核心，治疗肥胖症同样要强调辨证论治，它具有针对性强，兼顾并发症，毒副作用小，组方灵活，起效快，效果好等优点……1987年10月全国中西医结合防治肥胖病学术会议，酝酿讨论制订中医分型标准，并经1989年11月武汉会议修订，将单纯性肥胖病分为以下五个型。

脾虚湿阻型

其主要表现是肥胖浮肿，疲乏无力，肢体困重，尿少，纳差，腹满。脉沉细，舌苔薄腻，舌质淡。

胃热湿阻型

"湿阻不化，久郁化热"其主要表现是头胀头晕，消谷善饥，肢重困楚怠惰，口渴喜饮。脉滑小数，舌苔腻微黄。

肝瘀气滞型

主要表现是胸胁苦满，胃脘痞满，月经不调或闭经，失眠多梦。脉细弦，舌苔薄，舌质色暗。

脾肾两虚型

"脾肾阳虚"主要表现是疲乏无力，腰酸腿软，阳痿阴冷。脉细无力，舌苔薄，舌质淡。

阴虚内热型

主要表现是头昏、头胀、头痛，腰痛酸软，五心烦热。脉细数、微弦，舌苔薄，舌质尖红。

肥胖症的治疗大法

肥胖症者除了体形肥胖，腹部膨隆，肌肉松软，皮下脂肪臃垂，活动气短，容易疲劳等共同表现外，还可因性别、年龄、职业等不同而有错综复杂的临床表现，故中医治疗方法也较多。但治病必求其本，抓住本虚标实，本虚以气虚为主，标实以膏脂、痰浊为主；又脾为生痰之源，治疗以健脾化痰，利湿通腑为总则。具体归纳以下治疗大法。

化湿法

用于脾虚湿阻型，以神倦乏力，胃口欠佳，胸闷憋塞为主要表现者。代表性方剂有泽泻汤、防己黄芪汤等。

泽泻汤

组成：泽泻15克，白术6克。

用法：上药二味，以水300毫升，煮取150毫升，分温再服。

功用：利水清阳，补土健脾。

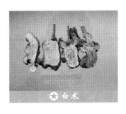

防己黄芪汤

组成：防己12克，黄芪15克，甘草(炒)6克，白术9克，生姜4片，大枣1枚。

用法：水煎服。

功用：益气祛风，健脾利水。

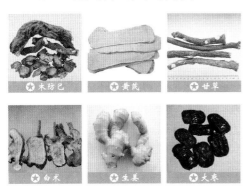

祛痰法

即祛痰化湿法，主要用于常有头重若裹，痰浊阻遏，胸阳不展，胸满痞塞者。按照肥人多痰的理论，化痰湿是肥胖症的一个主要的治疗原则，常贯穿在治疗过程的始终。代表方二陈汤（半夏、橘红、茯苓、甘草）和温胆汤（半夏、竹茹、枳实、橘皮、茯苓、生姜、甘草）。

二陈汤

——《太平惠民和剂局方》

组成：半夏、橘红各15克，白茯苓9克，炙甘草5克。

用法：加生姜3克，乌梅一个，水煎服。

功用：燥湿化痰，理气和中。

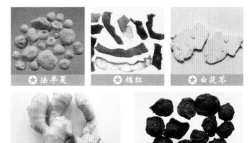

温胆汤

——《外台秘要》卷十七引《集验方》

组成：生姜12克、半夏6克（洗）、橘皮9克、竹茹6克、枳实2枚（炙）、甘草3克。

用法用量：上六味，切碎，以水1.6升，煮取400毫升，去滓，分三次温服。

功用：理气化痰，清胆和胃。

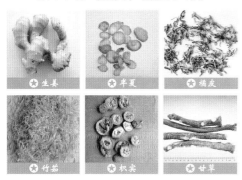

★生姜　★半夏　★橘皮

★竹茹　★枳实　★甘草

利水法

用于脾虚湿阻型，以面浮跗肿，或尿少浮肿，腹胀便溏为主要表现者。代表方剂是五皮饮和。

五皮饮

组成：陈皮9克、茯苓皮24克、生姜皮6克、桑白皮9克、大腹皮9克。

用法：水煎服。

功用：行气化湿，利水消肿。

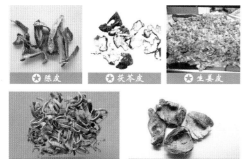

★陈皮　★茯苓皮　★生姜皮

★桑白皮　★大腹皮

导水茯苓汤

组成：赤茯苓、麦冬、泽泻、白术各90克，桑白皮30克，紫苏、槟榔、木瓜各30克，大腹皮、陈皮、木香、砂仁各20克，上药研粗末。每用15克，加灯心25根。

用法：水煎服。

功用：健脾渗湿，利水消肿。

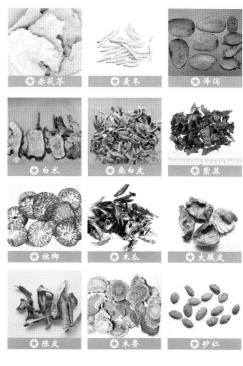

★赤茯苓　★麦冬　★泽泻

★白术　★桑白皮　★紫苏

★槟榔　★木瓜　★大腹皮

★陈皮　★木香　★砂仁

通腑法

平时嗜好烟酒的肥胖者，大便干燥，或习惯性便秘，瘀浊积蓄，腑气不畅而伴有腹胀、胸闷、憋气者。可用调胃承气汤和防风通圣丸（散）。或单味大黄长期服用，以通腑化浊，发和五脏。亦有报道，用牵牛子"通瘀消胀，久服令人休轻瘦"。

调胃承气汤

——《奇效良方》

组成：大黄（去皮，清酒洗）12克，甘草（炙）6克，芒硝9克。

用法用量：上三味，以水600毫升，煮取200毫升，去滓，再入芒硝，再煮两沸，食前服，一次温服50毫升至60毫升。

功用：缓下热结。

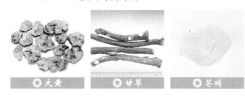

★大黄　★甘草　★芒硝

防风通圣丸

——《宣明论方》

组成：防风、荆芥、薄荷、连翘、桔梗、川芎、当归、白芍药、白术、栀子、大黄、芒硝、石膏、黄芩、滑石、甘草。加工制丸或散。

用法用量：口服，一次6克（包），一日2次。

功用：解表通里，疏风清热。

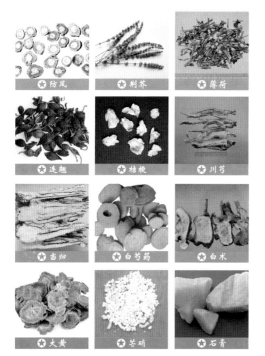

★防风　★荆芥　★薄荷

★连翘　★桔梗　★川芎

★当归　★白芍药　★白术

★大黄　★芒硝　★石膏

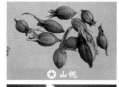

★山栀

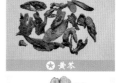

★黄芩

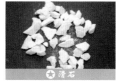

★滑石

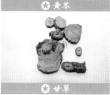

★甘草

疏利法

主要用于肝郁气滞型，肥胖患者症见口苦烦闷，妇女月经不调，经闭或经前乳房胀等。可用疏肝利胆法，代表方剂人柴胡汤和逍遥丸（散）。

大柴胡汤

组成：柴胡12克，黄芩、芍药、半夏、枳实各9克，生姜15克，大枣4枚，大黄6克。

用法：水煎服，1日3服。

功用：和解少阳，内泻热结。

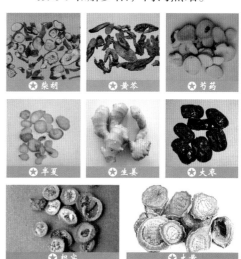

★柴胡　★黄芩　★芍药

★半夏　★生姜　★大枣

★枳实　★大黄

逍遥散

——《太平惠民和剂局方》

组成：柴胡、当归、白芍药、白术、茯苓各9克，炙甘草4.5克。

用法：上药共为细末，每服6～12克，用生姜、薄荷少许煎汤冲服，每日3次；若作汤剂，用量按原方比例酌减。

功效：疏肝解郁，养血健脾。

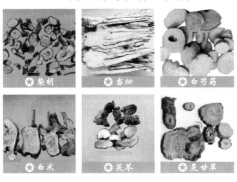

★柴胡　★当归　★白芍药
★白术　★茯苓　★炙甘草

健脾法

常用于神倦乏力，少气懒言，或大便溏薄，胃口不好而肥胖者。健脾法是重要法则，其代表方是异功散和五苓散。

异功散

——《小儿药证直诀》

组成：党参、白术、茯苓、甘草、陈皮各等分。

用法：上为细末。每服6克，用水150毫升，加生姜5片、大枣2个，同煎至100毫升，空腹时温服。

功用：益气健脾，行气化滞。

★党参　★白术　★茯苓

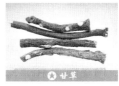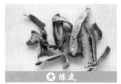
★甘草　★陈皮

五苓散

——《伤寒论》

组成：猪苓、茯苓、白术各9克，泽泻15克，桂枝6克。

用法：为散剂，每次服3～6克；或作汤剂，水煎服。

功用：利水渗湿，温阳化气。

★猪苓　★白术　★茯苓

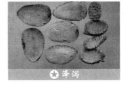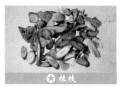
★泽泻　★桂枝

消导法

患者兼有饮食自倍，食后胀满，舌苔腻者；或食少而肥者，常佐以消食导滞，促进代谢。代表方剂是保和丸。

保和丸

——《丹溪心法》

组成：山楂18克，半夏、茯苓各9克，麦芽、神曲、莱菔子、陈皮、连翘各6克。

用法：以上诸药共为细末，水泛为丸，每次服 6~9 克，温开水或麦芽煎汤送服；亦可作汤剂，用量按原方比例酌定。

功用：消食和胃。

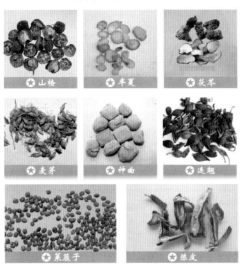

温阳法

病久，年龄偏大者，症见怕冷，腰酸，四肢沉重，嗜睡，湿盛，脾肾阳虚型者。宜温阳利水，常用济生肾气丸即加味肾气丸及苓桂术甘汤。

济生肾气丸

——《中国药典》

组成：熟地黄 160 克，山茱萸（制）80 克，牡丹皮 60 克，山药 80 克，茯苓 120 克，泽泻 60 克，肉桂 20 克，附子（制）20 克，牛膝 40 克，车前子 40 克。

用法：上药研末，炼蜜为丸，每次服 6~9 克，每日 1~2 次，开水或淡盐汤送下；或作汤剂，用量按原方比例酌定。

功用：温肾化气，利水消肿。

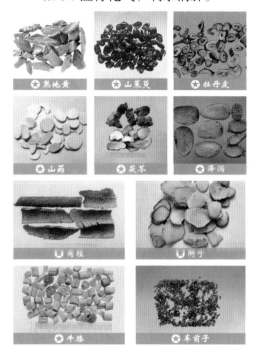

苓桂术甘汤

——《金匮要略》

组成：茯苓 12 克，桂枝 9 克，白术、炙甘草各 6 克。

用法：水煎服。

功用：温阳化饮，健脾利湿。

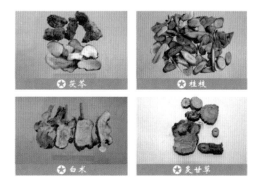

养阴法

由于阴液不足，阴虚生内热，临床表现为相对阳亢，多见头昏、头胀头痛，腰痛酸软，面部升火，五心烦热，口干，舌尖红，舌苔薄白，脉细数或微弦。可用知柏地黄丸和大补阴丸治疗。

知柏地黄丸

——《医宗金鉴》

组成：知母 40 克，黄柏 40 克，熟地黄 160 克，山茱萸（制）80 克，牡丹皮 60 克，山药 80 克，茯苓 60 克，泽泻 60 克。

用法：上药为细末，炼蜜为丸，每次服 6 克，每日 2 次，温开水送下。

功用：滋阴降火。

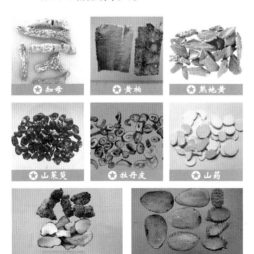

大补阴丸

——《丹溪心法》

组成：熟地黄、龟板各 18 克，黄柏、知母各 12 克，猪脊髓适量。

用法：以上四味，研为细末，与适量猪脊髓一起蒸熟，捣为泥状，炼蜜为丸，每次服 6 ~ 9 克，淡盐开水送服；或作汤剂，用量按原方比例酌定。

功用：滋阴降火。

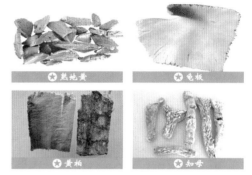

临床治疗还要标本兼顾，主从结合，采用复方图治，多主张两种或三种治法参合运用，有助于提高疗效。

三、防治肥胖症的中成药

随着肥胖发病率的增加，广大患者求治心切，引起中医、中西医结合工作者的重视，应用中医、中西医结合的理论，对肥胖症的治疗药物进行了筛选，推出了一批服用方便，通用性强，可长期服用，副作用小的中成药。根据中西医学理论和笔者多年来的临床经验，选择介绍如下。

防风通圣丸（散）

——《宣明论方》

组成：防风、荆芥、薄荷、连翘、桔梗、川芎、当归、白芍、白术、山栀、大黄、芒硝、石膏、黄芩、滑石、甘草。加工制丸或散。

功效：解表通里，疏风清热。

服法与剂量：口服，一次 6 克（包），一日 2 次。

特点：用于腹部皮下脂肪充盛，即以脐部为中心的膨满型（腹型）肥胖患者。对于经常便秘并且有高血压倾向的患者尤为适宜。

肥胖患者体内往往有食毒（广义

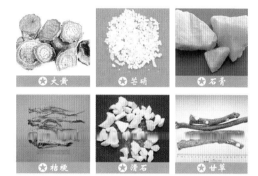

的肠源性自家性中毒的意思，由于肠内停滞的粪便引起各种疾病，难以治愈）和水毒（体内水液分布不均匀时发生的状态，亦即体内发生水代谢异常的状态，可引起病理的渗出液及异常分泌等，也可出现出汗、排尿的异常）等瘀滞状态。防风通圣丸可以通过发汗、利小便、通大便途径以及解毒、消炎作用排泄，发散食毒、水毒的瘀滞。据研究该方有抑制代谢作用，有人曾用此药治疗一男性水肿样肥胖症患者。每次服 5 克，一日 2 次，给药 6 个月，第 2 个月，胸围从 120 减至 97 厘米，腹围从 130 减至 103 厘米，体重从 72.5 千克减至 71 千克，其后减重即趋于缓慢，至第 6 个月，胸围为 93.5 厘米，腹围 94 厘米，体重 69 千克。

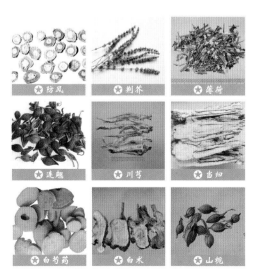

防己黄芪汤

——《金匮要略》

组成：防己、黄芪、白术、炙甘草、生姜、大枣。

功效：益气健脾，利水消肿。

用法：每日一剂，水煎服。

特点：可用于各型肥胖，尤其适用于皮肤皖白，肌肉松软，多汗、容易疲劳，身体沉重或下肢浮肿等虚证的肥胖人或伴有关节疼痛的患者。

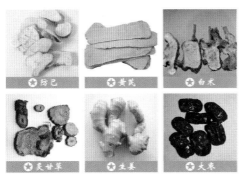

日本大家敬认为防己黄芪汤多用于妇女，尤其是生活富裕，活动很少的妇女。表现皮肤色白而无华的虚胖，这些人自觉身体沉重，懒于活动，所以越来越胖。50 岁以上者，多伴膝关节疼痛，下午出现下肢浮肿，往往穿鞋、袜也困难。腹诊可见全腹肥满，柔软无抵抗无压痛。对这种病人给予防己黄芪汤，可使肌肉坚实，身体转轻快，消除膝关节疼痛和下肢浮肿。

日本学者原桃介等运用防风通圣散，防己黄芪汤及提取剂，一方或合方给药，根据体重减轻 10%，胸围、腰围显著缩小的情况推断，本方对蛋白质的影响较小，而主要是对脂肪的分解作用。

平井隆之报道，对 4 例肥胖症的妇女给予防风通圣散、防己黄芪汤提取剂，同时进行饮食控制，5～6 个月后出现减肥效果，从而认为对单纯性肥胖的治疗是可行的。

成田等给 68 例肥胖妇女服用防己黄芪汤、防风通圣散提取剂，对其中伴有月经异常的少数病人同时给予桂枝茯苓丸、桃核承气汤提取剂，8～12 周后，约 1/3 的妇女体重减轻。临床观察脂肪代谢变化，从甘油三酯及非脂化脂肪酸的关系推测，可以认为有脂肪分解作用，而对蛋白质影响不大。

服药期间对饮食及日常活动均未加任何限制，也未见肝、肾损害等副作用。

消胖美

第四军医大学研制、生产

组成：由柴胡等九味中西药物精制而成。

功效：疏肝解郁，健脾益气，祛除浊积，利水胜湿，增强新陈代谢。

服法与剂量：成人按照肥胖程度，口服。每次 4～8 片，一日 3 次。

特点：用于治疗单纯性肥胖症及单纯性肥胖症伴有高血压、高血脂者。

减肥降脂片

上海长征医院研制

组成：苍术、荷叶、大黄等多味中

药加工精制片剂。

功效：消食除积，祛脂减肥，促进代谢，增加体力。

服法与剂量：饭前半小时，口服4～6片，每日3次，连服2～3月为一疗程。

特点：适用于治疗单纯性肥胖伴有高血脂者。对中医辨证属于脾虚湿阻型和胃热湿阻型的肥胖患者减肥效果尤佳。

☆苍术　☆荷叶　☆大黄

三花减肥茶

普陀区中心医院、上海保健饮料厂研制

组成：玫瑰花、三七、代代茶、茉莉花、川芎、荷叶、淡竹叶、佛耳茶、玉竹等20多味中药精制而成。

功效：宽胸理气、化痰逐饮、利水消肿、活血化瘀、降脂提神。

服法与剂量：每日口服："三花减肥茶"一包，用热开水泡饮2次，一般在晚上饮，亦可早晚各饮一包，连服3个月。

特点：对于中医辨证为痰湿型（脾虚湿阻）疗效较理想。对119例肥胖症进行3个月的治疗、观察，其中体重下降2千克以上者（计算有效率）为72％。

☆玫瑰花　☆三七　☆川芎

☆荷叶　☆淡竹叶　☆玉竹

精制大黄片

上海香山中医院研制

组成：单味大黄精制而成。

功效：活血化瘀，消血浊，除痰湿而降脂减肥。

服法与剂量：口服，每次3～5片，一日2～3次。

特点：服用方便，有效价廉。

轻身降脂片

北京部队总医院、合肥中药厂研制

组成：何首乌、夏枯草、冬瓜皮、陈皮等16味中药。

功效：养阴清热，滋补肝肾，清热利湿，润肠通便，减肥消胖。

服法与剂量：每日2次，早饭前及晚上临睡前空腹各一次，每次25克，用温开水200毫升溶化后一次服完。每30天为一疗程，每服完一个疗程停药两周。

☆何首乌　☆夏枯草　☆冬瓜皮

特点：治疗胃热型单纯性肥胖症。

临床观察 231 例，有效率为 94.81%，对体重、脂肪、胆固醇、甘油三酯均能使之下降。

天雁减肥茶

北京部队总医院、合肥中药厂研制

组成：荷叶、车前草等。

功效：清热利湿，化痰逐饮，润肠通便，抑制饮食，促进脂肪代谢，降低血脂。

服法与剂量：每日 2 次，早饭前及晚上睡前空腹各 1 次，每次 1.5 ~ 3 克，用开水 200 毫升浸泡 10 分钟后一次服完，30 天为一疗程。每一疗程结束停服两周后可连服。

特点：主要治疗脾虚胃热型单纯性肥胖症习惯性便秘等。

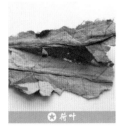

★荷叶

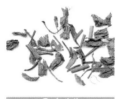

★车前草

减肥降脂灵

吉林省通化白山制药二厂研制

组成：处方不详，系纯中药提制。

功效：促进脂肪代谢，降低血脂。

服法与剂量：每日 2 次，每次 4 粒，饭前 40 分钟用温开水服用，服药后饮用温开水或茶水 1 ~ 2 杯，一个月为一疗程，连服二三个疗程。

特点：治疗单纯性肥胖症。对治疗脂肪代谢功能障碍，中年人的代谢功能衰退引起肥胖，及营养过剩性肥胖和青春发育期的肥胖特别有效。

荷叶散

——《证治要诀》方

用败荷叶烧存性，研末，米饭调下。有消肿、降脂之功。古有"荷叶灰服之令瘦劣"之说。临床观察荷叶在其减肥方中作用显著，所以荷叶一药被广泛选用。

健美茶

1. 山楂、泽泻、莱菔子、麦芽、六神曲、夏枯草、陈皮、炒二丑、决明子、云茯苓、赤小豆、藿香、茶叶各 7 克，水煎服，代茶。

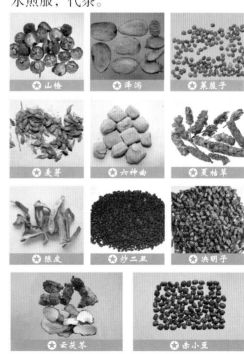

★山楂　★泽泻　★莱菔子
★麦芽　★六神曲　★夏枯草
★陈皮　★炒二丑　★决明子
★云茯苓　★赤小豆
★藿香　★茶叶

2. 生首乌 10 克，夏枯草 10 克，山楂 10 克，泽泻 10 克，莱菔子 10 克，茶叶 10 克，水煎服，代茶。

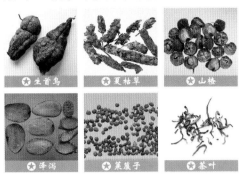

4. 大黄 6 克，枳实 20 克，白术 10 克，甘草 20 克，茶叶 50 克，水煎服，代茶。

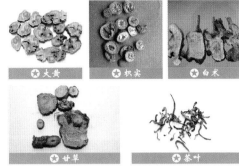

3. 白术 10 克，泽泻 10 克，云茯苓 10 克，车前子 10 克，猪苓 10 克，防己 10 克，茶叶 10 克，水煎服，代茶。

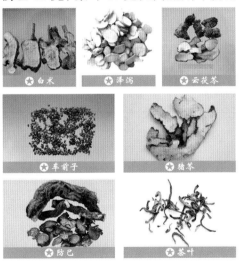

5. 法半夏 5 克，云茯苓 5 克，陈皮 5 克，川芎 5 克，枳壳 5 克，大腹皮 5 克，冬瓜皮 5 克，制香附 5 克，炒泽泻 5 克，茵陈 5 克，茶叶 5 克，水煎服，代茶。

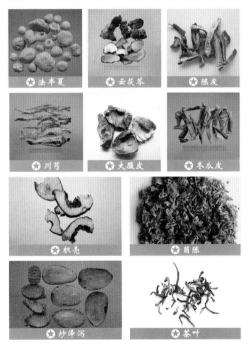

第四章

小穴位——
减肥瘦身快又好

一、找准穴位的方法技巧

正确取穴对艾灸、拔罐、按摩、刮痧疗效的关系很大。因此，准确的选取俞穴，也就是俞穴的定位，一直为历代医家所重视。

骨度分寸法

骨度分寸法，始见于《灵枢·骨度》篇。是以骨节为主要标志测量周身各部的大小、长短，并依其比例折算尺寸作为定穴标准的方法。不论男女、老少、高矮、肥瘦都是一样。如腕横纹至肘横纹作 12 寸，也就是将这段距离划成 12 等分，取穴就以它作为折算的标准。常用的骨度分寸见下表（如表 4-1 所示）。

表 4-1　常用骨度分寸表

分部	起止点	常用骨度	度量法	说明
头部	前发际至后发际	12 寸	直寸	如前后发际不明，从眉心量至大椎穴作 18 寸，眉心至前发际 3 寸，大椎穴至后发际 3 寸
	耳后两完骨（乳突）之间	9 寸	横寸	用于量头部的横寸
胸腹部	天突至歧骨（胸剑联合）	9 寸	直寸	胸部与肋部取穴直寸，一般根据肋骨计算，每一肋骨折作 1 寸 6 分（天突至璇玑可作 1 寸，璇玑至中庭，各穴间可作 1 寸 6 分计算）
	歧骨至脐中	8 寸		
	脐中至横骨上廉（耻骨联合上缘）	5 寸		
	两乳头之间	8 寸	横寸	胸腹部取穴的横寸，可根据两乳头之间的距离折量。女性可用左右缺盆穴之间的宽度来代替两乳头之间的横寸
背腰部	大椎以下至尾骶	21 椎	直寸	背部腧穴根据脊椎定穴。一般临床取穴，肩胛骨下角相当第 7（胸）椎，髂嵴相当第 16 椎（第 4 腰椎棘突）
	两肩胛骨脊柱缘之间	6 寸	横寸	
上肢部	腋前纹头（腋前皱襞）至肘横纹	9 寸	直寸	用于手三阴、手三阳经的骨度分寸
	肘横纹至腕横纹	12 寸		
侧胸部	腋以下至季胁	12 寸	直寸	"季胁"指第 11 肋端下方
侧腹部	季胁以下至髀枢	9 寸	直寸	"髀枢"指股骨大转子高点
下肢部	横骨上廉至内辅骨上廉（股骨内髁上缘）	18 寸	直寸	用于足三阴经的骨度分寸
	内辅骨下廉（胫骨内髁下缘）至内踝高点	13 寸		
	髀枢至膝中	19 寸	直寸	用于足三阳经的骨度分寸；前面相当犊鼻穴，后面相当委中穴；臀横纹至膝中，作 14 寸折量
	臀横纹至膝中	14 寸		
	膝中至外踝高点	16 寸		
	外踝高点至足底	3 寸		

手指比量法

以患者手指为标准来定取穴位的方法。由于生长相关律的缘故，人类机体的各个局部间是相互关联的。由于选取的手指不同，节段亦不同，手指比量法可分作以下几种。

拇指同身寸法：是以患者拇指指关节的横度作为1寸，亦适用于四肢部的直寸取穴。

中指同身寸法：是以患者的中指中节屈曲时内侧两端纹头之间作为1寸，可用于四肢部取穴的直寸和背部取穴的横寸。

横指同身寸法：亦名"一夫法"，是令患者将食指、中指、无名指和小指并拢，以中指中节横纹处为准，四指横量作为3寸。

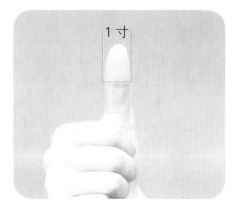

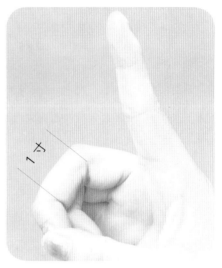

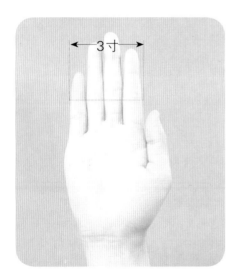

自然标志取穴法

根据人体表面所具特征的部位作为标志，而定取穴位的方法称为自然标志定位法。人体的自然标志有两种：

固定标志法：即是以人体表面固定不移，又有明显特征的部位作为取穴标志的方法。如人的五官、爪甲、乳头、肚脐等作为取穴的标志。

活动标志法：是依据人体某局部活动后出现的隆起、凹陷、孔隙、皱纹等作为取穴标志的方法。如曲池屈肘取之。

二、身体自带的减肥药

阳池穴

——清热通络调虚胖

阳池穴是手少阳三焦经的常用俞穴之一，该穴名意指三焦经气血在此吸热后化为阳热之气。本穴物质为中渚穴传来的弱小水湿之气，至本穴后，受外部传入之热，此水气吸热胀散而化为阳热之气，如阳气生发之池，故名。刺激该穴可以通畅血液循环，平衡身体激素分泌，能够使身体暖和起来，消除因虚胖引起的手脚发冷、怕冷的症状。

【定位】

位于腕背横纹中，当指伸肌腱的尺侧缘凹陷处。在关节背面，由第4掌骨向上到腕关节横纹处有一凹陷处取穴。

——阳池穴

【主治】

现代常用于治疗糖尿病、前臂疼痛麻木、腕关节炎等。

【功效】

生发阳气，沟通表里。

【日常保健】

》 按摩

用拇指点按阳池穴30秒，随即按顺时针方向按揉约1分钟，然后按逆时针方向按揉约1分钟，以局部出现酸、麻、胀感觉为佳。长期坚持，可缓解肥胖症兼手腕痛。

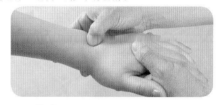

》 艾灸

手执艾条以点燃的一端对准施灸部位，距离皮肤1.5～3厘米施灸，以感到施灸处温热、舒适为度。每日灸1～2次，每次灸30分钟左右，灸至皮肤产生红晕为止。可以有效治疗肥胖症兼肩背痛、手腕痛。

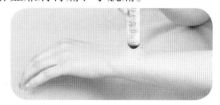

【配伍】

》 阳池+少商+廉泉

少商清热止痛、解表退热；廉泉开舌窍、利咽喉。三穴配伍，有清热通络的作用，主治肥胖症并发咽喉肿痛。

神门穴
清心调气治失眠

神门穴是手少阴心经的穴位之一，该穴是心经的原穴，是神气出入的门户，具有静心安神、清心调气的作用。刺激神门穴不久便会有困倦感，对治疗失眠有良好的效果。对因肥胖造成的焦虑、失眠有很好的缓解作用。

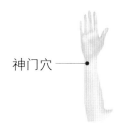

神门穴 ——

【定位】

位于腕部，腕掌侧横纹尺侧端，尺侧腕屈肌腱的桡侧凹陷处。取穴时仰掌，在尺侧腕屈肌桡侧缘，腕横纹上取穴。

【主治】

现代常用于治疗心绞痛、无脉症、神经衰弱、癔症、精神分裂症等。

【功效】

益心安神，通经活络。

日常保健

》按摩

一手拇指掐住神门穴大约 30 秒，然后松开 5 秒，反复操作，直到出现酸、麻、胀感觉为止，左右手交替进行。能防治前臂麻木、失眠、健忘等病症。

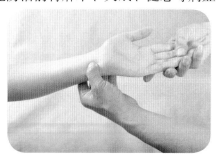

手执艾条以点燃的一端对准施灸部位，距离皮肤 1.5 ~ 3 厘米，以感到施灸处温热、舒适为度。每日灸 1 次，每次灸 5 ~ 15 分钟。可缓解健忘、失眠、癫狂等症状。

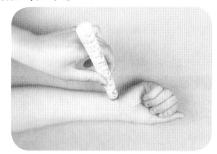

【配伍】

》神门+内关+三阴交

内关理气止痛；三阴交健脾利湿、补益肝肾。三穴配伍，有宁心安神的作用，可治肥胖症引起的健忘、失眠。

》神门+支正

支正活血通络。两穴配伍，有宁心安神的作用，可治因减肥过度引起的健忘、失眠。

内关穴

保健心脏治胃病

内关穴属手厥阴心包经，为心包经之络穴，亦为八脉交会穴之一，与阴维脉相通。内意位内侧，与外相对，关意为关隘，因穴在前臂内侧要处，犹如关隘，故名。内关穴对胸部心脏部位的止痛效果较明显，经常刺激本穴，可以防治因肥胖造成的不适症状。

【定位】

在前臂掌侧，当曲泽与大陵的连线上，腕横纹上 2 寸，掌长肌腱与桡侧腕屈肌腱之间。

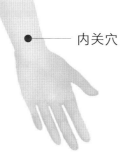

内关穴

【主治】

心绞痛、心肌炎、心律不齐、高血压病、高脂血症、胃炎、癔症等。

【功效】

宁心安神、理气止痛。

日常保健

» 按摩

用拇指指腹揉按内关穴，100 ～ 200 次，力度适中，手法连贯，按之局部有酸胀感为宜。每天坚持，能够缓解呕吐、晕车、心痛等病症。

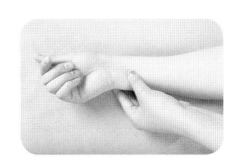

» 艾灸

施灸时，手执艾条以点燃的一端对准施灸部位，距离皮肤 1.5 ～ 3 厘米，以感到施灸处温热、舒适为度。具有理气止痛的功效，可治疗心痛、痛经等病症。

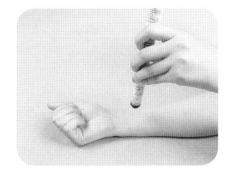

【配伍】

» 内关+足三里+中脘

足三里燥化脾湿；中脘和胃健脾、降逆利水。三穴配伍，有调理脾胃的作用，主治饮食不当引起的胃脘痛。

» 内关+三阴交+合谷

三阴交健脾利湿、补益肝肾；合谷镇静止痛、通经活络。三穴配伍，主治过度减肥引起的心气不足之心绞痛。

膻中穴
疏通气机助瘦身

膻中穴是心包募穴（心包经经气聚集之处），是气会穴（宗气聚会之处），又是任脉、足太阴、足少阴、手太阳、手少阳经的交会穴，能理气活血通络，宽胸理气，止咳平喘。现代医学研究也证实，刺激该穴可通过调节神经功能，松弛平滑肌，扩张冠状血管及消化道内腔径，还可以缓解肥胖症引起的不适症状。

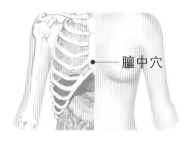

膻中穴

【定位】

该穴位于胸部，前正中线上，两乳头连线的中点。

【主治】

胸部疼痛、腹部疼痛、心悸、呼吸困难、咳嗽、过胖、过瘦、呃逆、乳腺炎、缺乳症、咳喘病等。

【功效】

理气止痛，生津增液。

日常保健

按摩

按摩者用拇指或中指自下而上推膻中穴约 2 ~ 5 分钟，以局部出现酸、麻、胀感觉为佳。长期坚持，可改善过度肥胖引起的呼吸困难、心悸等症状。

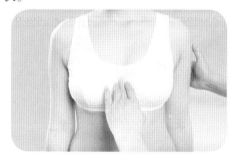

灸穴

用艾条温和灸膻中穴 5 ~ 10 分钟，每天 1 次，可治疗肥胖症引起的心悸、心绞痛等症状。

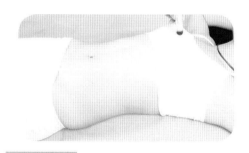

【配伍】

膻中配厥阴俞、内关

厥阴俞除烦解闷；内关宁心安神、理气止痛。三穴配伍，有清肺宽胸的作用，主治因过度肥胖引起的心悸、心烦。

中脘穴

促进全身脂肪燃烧

中脘穴属奇经八脉之任脉,八会穴之腑会,为胃之募穴。常刺激中脘穴,胃部蠕动会加快,吞噬细胞吞噬病原微生物的能力也会增强,还可提高人体免疫力。这样,食物在胃部就可进行有效咀嚼,增强消化能力,促进全身脂肪的燃烧。

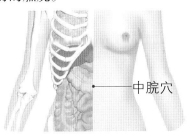

中脘穴

【定位】

该穴位于上腹部,前正中线上,当脐中上 4 寸。取穴时,可采用仰卧位,脐中与胸剑联合部(心窝上边)的中点为取穴部位。

【主治】

胃痛、腹痛、腹胀、呕逆、反胃、食不化;肠鸣、泄泻、便秘、便血、胁下坚痛;喘息不止、失眠、脏躁、癫痫、尸厥;胃炎、胃溃疡、胃扩张;子宫脱垂、荨麻疹、食物中毒。

【功效】

和胃健脾,降逆利水。

日常保健

» 按摩

用拇指指腹按压中脘穴约 30 秒,然后按顺时针方向按揉约 2 分钟,以局部出现酸、麻、胀感觉为佳。长期坚持,可改善肥胖症造成的痞积、便秘等症状。

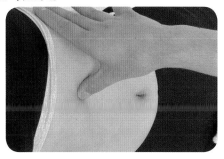

» 灸法

用艾条温和灸中脘穴 5 ~ 10 分钟,每天 1 次。常灸中脘穴可以帮助调整食欲,使食欲趋于平衡的关系。

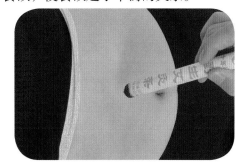

【配伍】

» 中脘+百会+足三里+神门

百会提神醒脑;足三里燥化脾湿;神门宁心安神。四穴配伍,有安神定志的作用,主治肥胖症一起的失眠、烦躁。

上脘穴

和中利膈瘦全身

上脘穴隶属任脉，主要用于脾胃及神志疾患，能促进肠道蠕动。经常刺激此穴位，是对食道的最佳保护、避免饮食过快，造成食物淤积于胃部，产生消化不良，从而导致体重上升。

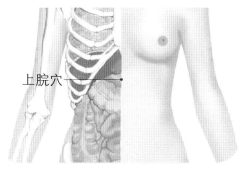

上脘穴

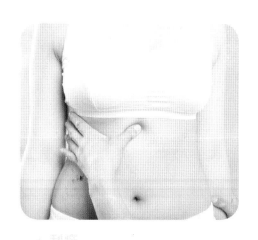

» 刮痧

以面刮法刮拭腹部上脘穴，稍出痧即可，隔天 1 次，可治疗饮食不当引起的胃痛、呕吐、腹泻、腹胀等症状。

【定位】

上腹部，前正中线上，脐上 5 寸处。

【主治】

胃痛、呃逆、反胃、呕吐、癫狂、咳嗽痰多、黄疸。现代常用于治疗胃炎、胃痉挛、胃溃疡、胃下垂等。

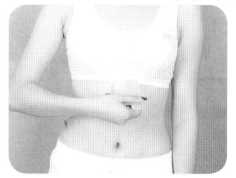

【功效】

和中降逆，利膈化痰。

【配伍】

» 上脘+丰隆

丰隆健脾化湿。两穴配伍，有和胃降逆的作用，主治肥胖症将饮食欠佳。

日常保健

» 按摩

用拇指按揉上脘穴 2 ~ 3 分钟，力度适中，每天坚持，可改善消化不良、水肿、虚胖等病症。

» 上脘+天枢+中脘

天枢调理肠胃、消炎止泻；中脘健脾化湿。三穴配伍，有健脾和胃的作用，主治肥胖症兼腹胀、肠鸣、泄泻。

建里穴

·3·健脾消积利减肥

建里穴为任脉上的重要穴位之一。脾胃是人体后天之本，是滋养五脏六腑的大粮仓。脾胃病要三分治七分养，建里穴正置胃腑，经常刺激该穴可以夯实身体"根基"，对饮食不当造成的不适症状也有很好的疗效。

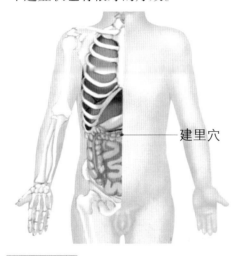
————建里穴

【定位】

在上腹部，前正中线上，当脐中上 3 寸。

【主治】

胃脘疼痛、腹胀、呕吐、食欲不振、肠中切痛、水肿。

【功效】

和胃健脾，消积化滞。

用拇指沿着建里穴的位置旋转按摩，每次按摩 100 下，能够很好地促进食欲，增进身体的健康。

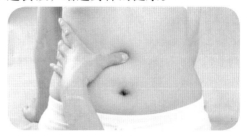

以面刮法刮拭腹部建里穴，稍出痧即可，隔天 1 次，可治疗的胃痛、胃下垂、腹胀等病症。

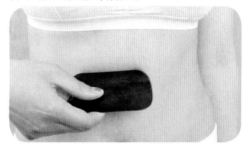

【配伍】

内关宁心安神、理气止痛。两穴配伍，有通降腑气、理气安神的作用，主治过度肥胖引起的胸闷、呃逆。

中脘和胃健脾、降逆利水。两穴配伍，有调理脾胃的作用，主治饮食不当造成的肠鸣、腹痛、胀满。

下脘穴
化食导致塑身材

下脘穴为任脉上的俞穴，是足太阴脾经、任脉之会穴，掌管食物由被初次咀嚼到真正消化的中转过程。如果下脘穴位出了毛病，很容易让体内毒素逐渐增多，造成小腹、臀部或者大腿处的脂肪堆积，就会显得多余粗重。但是只要每天刺激按揉下脘穴，就可以让食物彻底消化，塑造迷人身材。

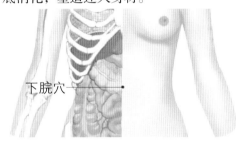

下脘穴

【定位】

位于上腹部，前正中线上，当脐中上2寸。

【主治】

脘痛、腹胀、呕吐、呃逆、食谷不化；肠鸣、泄泻、痞块、虚肿。

【功效】

健脾和胃，降逆止呕。

日常保健

按摩

用拇指指腹按压下脘穴约30秒，然后按顺时针方向按揉约2分钟，以局部出现酸、麻、胀感觉为佳。

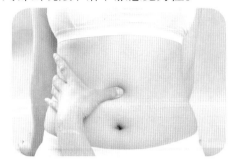

用艾条温和灸下脘穴5～10分钟，每天1次。常灸下脘穴可以帮助调整食欲，使食欲趋于平衡的关系。

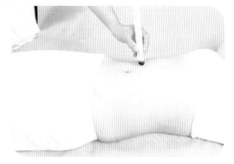

【配伍】

下脘+天枢+气海+关元+足三里

天枢调理肠胃；气海调经固经；关元导赤通淋；足三里燥化脾湿。五穴配伍，主治因暴饮暴食所致的不适。

下脘+中脘+内关

中脘和胃健脾、降逆利水；内关宁心安神、理气止痛。三穴配伍，有温中和胃的功效，主治饮食不当造成的水肿。

水分穴

治疗水肿性肥胖的要穴

水分穴为任脉的重要穴位之一。本穴的重要作用就是将聚集在任脉的水液散开，促进水分代谢，有分流水湿的作用，经常刺激本穴可治疗寒湿引起的腹胀、肠鸣、腹泻、消化不良；气滞引起的便秘，也可按压此穴，可通调水道、行气消胀，促进代谢和排便，是治疗水肿性肥胖的常用穴位。

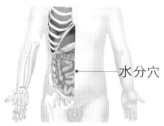

水分穴

【定位】

位于上腹部，前正中线上，当脐中上 1 寸。

【主治】

水肿、小便不通、腹泻、腹痛、反胃、吐食。

【功效】

通调水道，理气止痛。

日常保健

按摩

用拇指按揉水分穴 100 ~ 200 次，

长期坚持，有助于消水肿、促进新陈代谢，可避免食用冰饮造成气血循环不佳和肥胖问题。

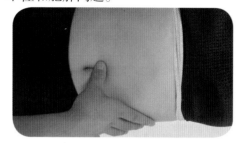

宜采用温和灸。施灸时，将点燃的艾条对准施灸部位，距离皮肤 1.5 ~ 3 厘米，以使患者感到施灸处温热、舒适为度。每日灸 1 次，每次灸 5 ~ 10 分钟，灸至皮肤产生红晕为止。对于痰湿肥胖来说，艾灸水分穴是属于对症下药。

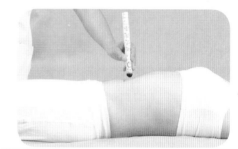

【配伍】

水分+内关

内关宁心安神、理气止痛。两穴配伍，有和胃理气的功效，主治过食引起的反胃呕吐。

水分+脾俞+三阴交

脾俞健脾和胃、利湿升清；三阴交健脾利湿、补益肝肾。三穴配伍，有清热利水的功效，主治饮食不当造成的水肿。

神阙穴

和胃理肠治肥胖

神阙属任脉，当元神之门户，故有回阳救逆、开窍苏厥之功效。加之穴位于腹之中部，下焦之枢纽，又邻近胃与大小肠，所以该穴还能健脾胃、理肠止泻。本穴除治中风脱症，厥逆之外，还可用治肥胖症、腹泻、绞痛、肥胖、脱肛等症。

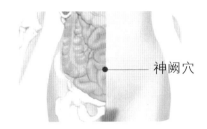

神阙穴

【定位】

位于腹中部，脐中央。

【主治】

泻痢、绕脐腹痛、脱肛、五淋、妇人血冷不受胎；中风脱证、尸厥、角弓反张、风痫、水肿鼓胀、肠炎、痢疾、产后尿潴留。

【功效】

培元固本，回阳救脱，和胃理肠。

日常保健

用拇指按揉神阙穴2～3分钟，力度适中，长期坚持，可改善虚胖、四肢冰冷等症状。

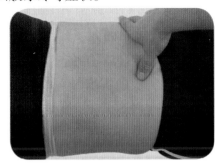

用点燃的艾条对准肚脐眼，距被按摩者能感到温热为合适，持续约2～3分钟；或在肚脐眼上放一片厚3毫米的生姜片，然后再灸，可治疗腹痛、便秘、排尿不利、肥胖等症。

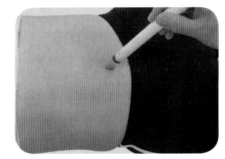

【配伍】

百会提神醒脑；膀胱俞清热、利尿、通便。三穴配伍，有通经行气的作用，主治肥胖症。

关元固本培元、导赤通淋。两穴配伍，有调理肠道的作用，主治饮食不当造成的肠鸣、腹痛、泄泻。

气海穴
温阳补虚促消化

气海穴是任脉常用俞穴之一，穴居脐下，为先天元气之海。本穴是防病强身之要穴之一，有培补元气、益肾固精、补益回阳、延年益寿之功效，常用于增强男性性功能、增强人体的免疫力，经常刺激本穴，还有促进消化吸收的作用，对缓解肥胖症很有效。

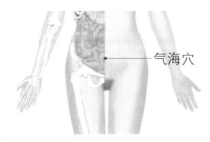

气海穴

【定位】

位于下腹部，前正中线上，当脐中下 1.5 寸。取穴时，可采用仰卧的姿势，直线连结肚脐与耻骨上方，将其分为十等分，从肚脐 3/10 的位置，即为此穴。

【主治】

水肿鼓胀、脘腹胀满、水谷不化、大便不通、泻痢不禁、遗尿；遗精、阳痿、疝气；月经不调、痛经、经闭、崩漏、带下、阴挺、腰痛、食欲不振、夜尿症、儿童发育不良等。

【功效】

温阳益气，扶正固本，培元补虚。

日常保健

按摩

用拇指指腹按压气海穴约 30 秒，然后按顺时针方向按揉约 2 分钟，以局部出现酸、麻、胀感觉为佳。长期坚持，可改善过度减肥引起的四肢无力、大便不通等症状。

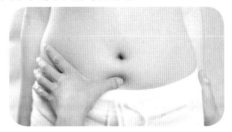

艾灸

每天温和灸艾灸气海穴 10 ~ 20 分钟，长期坚持，可治疗肥胖症兼腹部疼痛等症状。

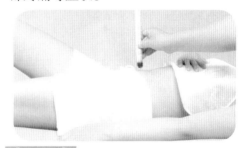

【配伍】

气海 + 足三里 + 脾俞 + 天枢

足三里燥化脾湿；脾俞利湿升清；胃俞和胃降逆；天枢调理胃肠。五穴配伍，可以防治肥胖症引起的腹胀、腹痛等。

天枢穴

行滞消食调肠腑

天枢是大肠之募穴，是阳明脉气所发，主疏调肠腑、理气行滞、消食，是腹部要穴。大量实验和临床验证，刺激天枢穴对于改善肠腑功能，消除或减轻因肥胖症导致的肠道功能失常，不仅能治疗便秘，还可止腹泻。

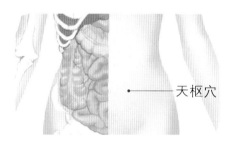

天枢穴

【定位】

位于腹中部，平脐中，距脐中 2 寸。取穴时，可采用仰卧的姿势，肚脐向左右 3 指宽处。

【主治】

腹痛、腹胀、便秘、腹泻、痢疾等胃肠病；月经不调、痛经等妇科疾患。

【功效】

疏调肠腑，理气行滞，消食。

日常保健

用双手拇指指腹按揉 1 ~ 3 分钟，每天坚持，能够改善过度减肥引起的便秘、消化不良等症状。

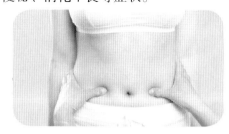

施灸时，手执艾条以点燃的一端对准施灸部位，距离皮肤 1.5 ~ 3 厘米施灸，以感到施灸处温热、舒适为度。每日灸 1 ~ 2 次，每次灸 30 分钟左右，灸至皮肤产生红晕为止。可治疗饮食不当造成的腹痛、腹胀等病症。

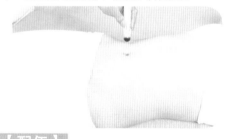

【配伍】

大肠俞调和肠胃；足三里生发胃气、燥化脾湿。三穴配伍，有调理肠胃的作用，主治因饮食不当引起的肠炎。

中极益肾助阳；三阴交健脾利湿；太冲疏肝养血。四穴配伍，有调理脏腑的作用，主治因过度减肥引起的月经不调。

期门穴

养肝排毒功效佳

期门穴为肝经的最上一穴，为肝经之募穴，尽管其穴内气血空虚，但却募集不到气血物质，唯有期望等待，故名期门。肝脏是人体重要的解毒器官，肝失疏泄，人体毒素无法正常排出，可见便秘、口臭等病症。刺激期门穴可增强肝脏的排毒功能，防止因肝气不足引起的毒素堆积，加速消化系统的运作，防治因过食造成的脂肪堆积。

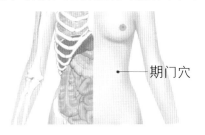

期门穴

【定位】

位于胸部，当乳头直下，第6肋间隙，前正中线旁开4寸。

【主治】

胸胁胀满疼痛、呕吐、呃逆、吞酸、腹胀、泄泻、饥不欲食、胸中热、喘咳、奔豚、疟疾、伤寒热入血室。

【功效】

健脾疏肝，理气活血。

被按摩者仰卧，按摩者用手指缓缓按摩期门穴，按摩3～5秒钟之后吐气，吐气时放手，吸气时再刺激穴道，如此反复，有酸麻的感觉才见效。可中间三个指头并起来，以加大按摩面积。能够治疗胸胁痛、吞酸。

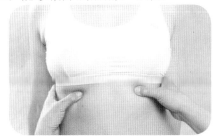

手执艾条以点燃的一端对准施灸部位，距离皮肤1.5～3厘米施灸，以感到施灸处温热、舒适为度。每日灸1～2次，每次灸30分钟左右，灸至皮肤产生红晕为止。具有健脾和胃，化痰消积的功效。

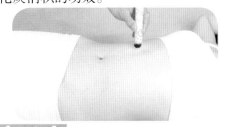

【配伍】

肝俞疏肝利胆、降火止痉；膈俞养血和营。三穴配伍，有理气止痛的作用，主治减肥不当引起的胸胁胀痛。

带脉穴
健脾利湿减肥佳

带脉穴属足少阳胆经，为足少阳、带脉之会穴，又主治带脉及妇人经带疾患，脉穴同名，故称带脉。经常刺激本穴，对 40～50 岁的中壮年女性肥胖有很大的作用，更年期妇女更为适宜。

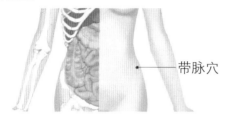

带脉穴

【定位】

位于侧腹部，章门下 1.8 寸，当第 11 肋骨游离端下方垂线与脐水平线的交点上。

【主治】

经闭、月经不调、赤白带下、腹痛、疝气、腰胁痛、子宫内膜炎、附件炎、盆腔炎、带状疱疹、减肥。

【功效】

健脾利湿，调经止带。

日常保健

按摩

被按摩者仰卧，按摩者用拇指按顺时针方向按揉带脉穴约 2 分钟，然后按逆时针方向按揉约 2 分钟，以局部出现酸、麻、胀感觉为佳。长期坚持，可改善过度减肥引起的月经不调、经闭、腹痛等症状。

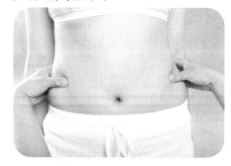

用面刮法刮拭带脉穴 30 次，以皮肤发红为宜，隔天 1 次，用于治疗肥胖症、腹痛等病症。

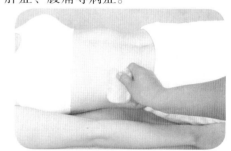

【配伍】

带脉＋中极＋地机＋三阴交

中极益肾助阳；地机健脾渗湿；三阴交健脾理血。四穴配伍，有行气活血的作用，对过度肥胖造成的闭经有疗效。

带脉＋血海＋膈俞

血海健脾化湿、调经通血；膈俞养血和营。三穴配伍，有补益肝肾的作用，主治过度肥胖引起的月经不调。

心俞穴

理气宁心补气血

心俞属足太阳膀胱经，为心的背俞穴，与心脏联系密切，善于散发心室之热。心脏功能的强弱和血液循环的盛衰，直接影响全身的营养状况。适当刺激心俞穴能有效调节心脏功能，补充心神气血，防治因为肥胖而造成的心脏不适。

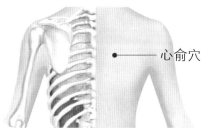

心俞穴

【定位】

位于背部，当第5胸椎棘突下，旁开1.5寸。由平双肩胛骨下角之椎骨（第7胸椎），往上推2个椎骨，即第5胸椎棘突下缘，旁开约2横指（食、中指）处为取穴部位。

【主治】

现代常用于治疗冠心病、心绞痛、风湿性心脏病、肋间神经痛、精神分裂症、癔症等。

【功效】

宽胸理气，通络安神。

【日常保健】

用双手拇指指腹按顺时针方向按揉心俞穴约2分钟，然后按逆时针方向按揉约2分钟，以局部出现酸、麻、胀感觉为佳。每天坚持，能够治疗心痛、心悸等病症。

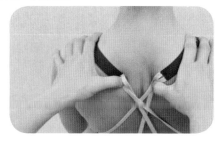

手执艾条以点燃的一端对准施灸部位，距离皮肤1.5～3厘米施灸，以感到施灸处温热、舒适为度。每日灸1～2次，每次灸10分钟左右，灸至皮肤产生红晕为止。可治疗胸痛、心悸等病症。

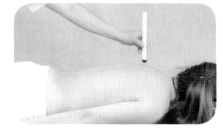

【配伍】

心俞+巨阙

巨阙宽胸理气、调理肠胃。两穴配伍，主治因肥胖症造成的心痛引背、冠心病、心绞痛。

脾俞穴
——3·减少血糖助减肥

脾俞属足太阳膀胱经，为脾之背俞穴，内应脾脏，为脾经经气转输之处，善利脾脏水湿。刺激该穴可增强脾脏的运化功能，促进消化吸收，减少血液中的血糖，缓解肥胖症，主治脾的病症，尤其是因消化功能减弱而致的身体虚弱。

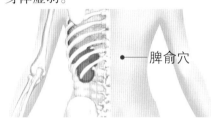

——脾俞穴

【定位】

位于背部，当第 11 胸椎棘突下，旁开 1.5 寸。与肚脐中相对应处即为第 2 腰椎，由第 2 腰椎往上摸 3 个椎体，即为第 11 胸椎，其棘突下缘旁开约 2 横指 (食、中指) 处为取穴部位。

【主治】

现代常用于治疗胃溃疡、胃炎、胃痉挛、神经性呕吐、肠炎等。

【功效】

健脾和胃，利湿升清。

日常保健

用拇指按指腹按揉脾俞穴

100 ~ 200 次，力度适中，每天坚持，能够治疗饮食不当造成的腹胀、呕吐、泄泻等病症。

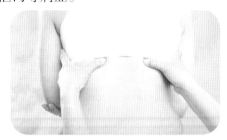

手执艾条以点燃的一端对准施灸部位，距离皮肤 1.5 ~ 3 厘米施灸，以感到施灸处温热、舒适为度。每日灸 1 ~ 2 次，每次灸 10 分钟左右，灸至皮肤产生红晕为止。可增强肌体对营养的吸收能力，使新陈代谢的机能旺盛，促进血液循环的加快和造血机能的提高。同时对腹胀、便血、呕吐、水肿等有效。

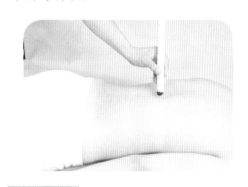

【配伍】

足三里生发胃气、燥化脾湿；三阴交健脾利湿、补益肝肾。三穴配伍，有清热利水的作用，主治肥胖症兼肝炎。

胃俞穴
和胃健脾消胃疾

胃俞穴是足太阳膀胱经的常用俞穴之一，为胃之背俞穴，内应胃腑，它是胃气的保健穴，可增强人体后天之本。饮食五谷无不入于胃，胃是人体重要的消化器官，承担着很大的工作量。刺激胃俞穴可增强胃的功能，防治因饮食不当造成的肠胃疾患。

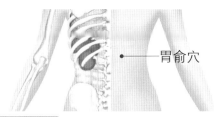

胃俞穴

【定位】

位于背部，当第 12 胸椎棘突下，旁开 1.5 寸。取穴时，可采用俯卧的取穴姿势，当第 12 胸椎棘突下，左右旁开 2 指宽处即是。

【主治】

主治消化系统疾病，如胃溃疡、胃炎、胃痉挛、呕吐、恶心等。

【功效】

和胃健脾，理中降逆。

日常保健

按摩

用双手拇指按压此穴，再以画圈的方法揉按此穴。按摩此穴可增强胃的功能，从而更好地保证食物消化吸收的顺利完成。

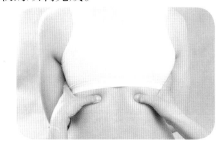

施灸时，被施灸者俯卧，施灸者手执艾条以点燃的一端对准施灸部位，距离皮肤 1.5 ～ 3 厘米处施灸。每日灸 1 ～ 2 次，每次灸 10 ～ 20 分钟。可治疗胃部疾病。

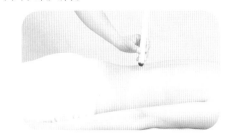

【配伍】

胃俞+上巨虚+三阴交

上巨虚通经活络；三阴交健脾利湿、补益肝肾。三穴配伍，有调和肠胃的作用，主治过度饮食造成的泄泻、痢疾。

胃俞+中脘

中脘和胃健脾、降逆利水。两穴配伍，有调理肠胃的作用，主治减肥不当造成的胃痛、呕吐。

三焦俞穴

通调三焦治虚胖

三焦俞穴是足太阳膀胱经的常用俞穴之一，为三焦背俞穴，善于外散三焦之热。人体水液代谢是一个复杂的生理过程，其升降出入，周身环流，必须以三焦为通道才能实现。若三焦水道不利，引起水液代谢的失常，水液输布与排泄障碍，已产生痰饮、水肿等病变。适当刺激本穴，可有效防治水肿型的虚胖症状。

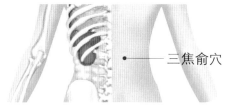

三焦俞穴

【定位】

位于腰部，当第1腰椎棘突下，左右旁开2指宽处。

【主治】

现代常用于治疗记忆力减退、发烧、腰痛、精力减退、腹胀、青春痘、糖尿病、遗尿。

【功效】

通利三焦，温阳化湿。

日常保健

被按摩者坐位，按摩者用双手拇指按顺时针方向按揉三焦俞穴约2分钟，然后按逆时针方向按揉约2分钟，以局部出现酸、麻、胀感觉为佳。长期坚持，可缓解肥胖症兼腹胀、肠鸣。

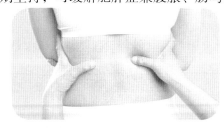

手执艾条以点燃的一端对准施灸部位，距离皮肤1.5 ~ 3厘米施灸，以感到施灸处温热、舒适为度。每日灸1次，每次灸10分钟左右，灸至皮肤产生红晕为止。可治疗过度肥胖引起的腰痛、排尿不利等病症。

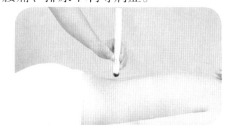

【配伍】

身柱清肺散热、宁神镇咳；命门补肾壮阳。三穴配伍，有利水强腰的作用，主治因过度肥胖引起的腰脊强痛、脊柱炎。

石门补肾壮阳。两穴配伍，有调理三焦、利水强腰的作用，主治水肿引起的虚胖。

小肠俞穴

消食化滞治肥胖

小肠俞穴属足太阳膀胱经，小肠之背俞穴内通小肠，功在化物。小肠司受盛，主化物，对于暴饮暴食造成的腹胀、腹痛、脚胀，有消化积食的作用，还能缓解肥胖症。

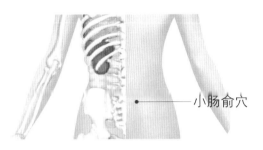

小肠俞穴

【定位】

在骶部，当骶正中嵴旁 1.5 寸，平第一骶后孔。

【主治】

现代用于治疗肠炎、痢疾、便秘、遗尿、遗精、盆腔炎、子宫内膜炎、骶髂关节炎、痔疮。

【功效】

通调二便，清热利湿。

日常保健

用拇指指腹按揉小肠俞穴 100 ~ 200 次，力度适中，每天坚持，能够治疗饮食不当造成的腹痛、便秘等病症。

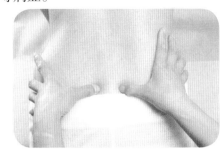

手执艾条以点燃的一端对准施灸部位，距离皮肤 1.5 ~ 3 厘米施灸，以感到施灸处温热、舒适为度。每日灸 1 次，每次灸 10 分钟左右，灸至皮肤产生红晕为止。可改善肥胖症、便秘、排尿不利等病症。

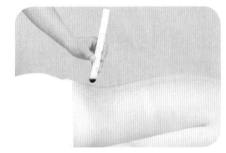

【配伍】

大横调理肠胃；下巨虚调肠胃、通经络。三穴配伍，有利尿通淋的作用，主治饮食不当造成的肠炎、泄泻。

关元固本培元、导赤通淋。两穴配伍，有利湿止带的作用，主治脾虚湿蕴型肥胖症。

大肠俞穴
调理肠腑治肥胖

大肠俞穴属足太阳膀胱经，大肠之背俞穴，善于外散大肠之热，可以防治肠腑疾患。指压大肠俞穴能够恢复腰椎和仙骨结合处的柔性，有助于治疗过度肥胖造成的行动不便、腰脊痛。

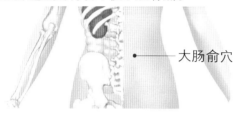

———大肠俞穴

【定位】

位于腰部，当第 4 腰椎棘突下，旁开 1.5 寸。两侧髂前上棘之连线与脊柱之交点即为第 4 腰椎棘突下，其旁开约 2 横指（食、中指）处为取穴部位。

【主治】

腰痛、骶髂关节炎、骶棘肌痉挛、肠炎、痢疾、便秘、小儿消化不良、阑尾炎、肠出血、坐骨神经痛、遗尿、肾炎、淋病。

【功效】

理气降逆，调和肠胃。

日常保健

》按摩

用拇指指腹按揉大肠俞穴约 2 分

钟，以局部出现酸、麻、胀感觉为佳。每天坚持，能够治疗饮食不当造成的腹痛、肠鸣、泄泻、便秘等病症。

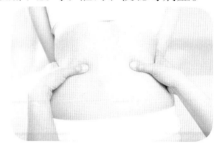

手执艾条以点燃的一端对准施灸部位，距离皮肤 1.5 ~ 3 厘米施灸，以感到施灸处温热、舒适为度。每日灸 1 次，每次灸 10 分钟左右，灸至皮肤产生红晕为止。可治疗肥胖症引起的腰痛、便秘等病症。

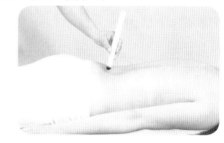

【配伍】

》大肠俞 + 天枢

天枢调理胃肠、消炎止泻。两穴配伍，有调和肠胃的功效，主治暴饮暴食引起的胃肠积滞、肠鸣、腹泻。

》大肠俞 + 上巨虚 + 承山

上巨虚调和肠胃、通经活络；承山理气止痛、舒筋活络。三穴配伍，有调理肠道的作用，主治减肥不当引起的便秘。

阴陵泉穴
—3·健脾利湿疗肥胖

阴陵泉穴属足太阴脾经，为脾经之合穴，善于调节脾肾的功能。脾主运化水湿，肾为水脏，主津液，它们在调节体内水液平衡方面，起着极为重要的作用。脾肾虚弱，则水液疏泄无力，滞留体内，引发水肿。刺激本穴，可健脾益肾、利水湿，治疗肥胖症。

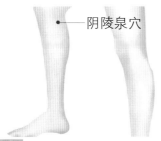

——阴陵泉穴

【定位】

在小腿内侧，当胫骨内侧踝后下方凹陷处。

【主治】

腹胀、泄泻、水肿、黄疸、小便不利或失禁、膝痛。

【功效】

清利湿热，健脾理气，益肾调经，通经活络。

日常保健

» 按摩

用拇指指腹按揉阴陵泉穴 100 ~ 200 次，力度由轻至重再至轻，按摩至局部有酸胀感为宜，手法连贯。每天坚持，能够健补脾肾、清利湿热。

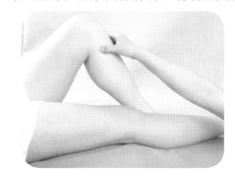

手执艾条以点燃的一端对准施灸部位，距离皮肤 1.5 ~ 3 厘米施灸，以感到施灸处温热、舒适为度。每日灸 1 次，每次灸 10 分钟左右，灸至皮肤产生红晕为止。有健脾祛湿、理气活血、温中消肿、通经活络的功效。

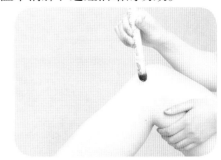

【配伍】

» 阴陵泉+三阴交

三阴交健脾利湿、补益肝肾。两穴配伍，有温中健脾的作用，主治肥胖症兼腹寒。

» 阴陵泉+水分

水分理气止痛。两穴配伍，有利尿消肿的作用，主治水肿引起的虚胖。

丰隆穴

祛痰除湿降血脂

丰隆穴属足阳明胃经，为胃经之络穴。高脂血症是由脂肪代谢或运转失常所致，如高胆固醇症、高三酰甘油血症等。刺激该穴能改善脾脏功能，调理人体的津液输布，使水有所化，痰无所聚，达到降脂的作用，缓解肥胖症。

丰隆穴 ——

【定位】

在小腿前外侧，外踝尖上 8 寸，条口穴外，距胫骨前缘二横指（中指）。

【主治】

头痛、眩晕、痰多咳嗽、呕吐、便秘、水肿、癫狂痛、下肢痿痹。

【功效】

健脾化痰，和胃降逆，开窍。

日常保健

用手指指腹点按丰隆穴 3 ~ 5 分钟，力度适中，手法连贯，至局部有酸胀感即可。长期按摩，可改善胸闷、眩晕、肢端麻木等症。

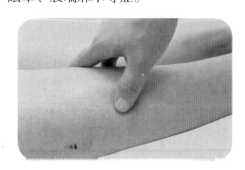

取坐位，手执艾条以点燃的一端对准施灸部位，距离皮肤 1.5 ~ 3 厘米。每日灸 1 次，每次灸 15 分钟，灸至皮肤产生红晕为止。具有化痰湿、清神志的功效。

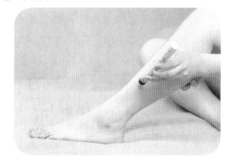

【配伍】

肺俞调补肺气、祛风止痛；尺泽清肺热、平咳喘。三穴配伍，有祛湿化痰的作用，主治肥胖症兼咳嗽、哮喘。

照海滋阴清热；陶道补益肺气、镇静止痛。三穴配伍，有健脾祛湿的作用，主治水肿引起的虚胖。

风市穴

祛风化湿治虚胖

风市穴是足少阳胆经的常用俞穴之一，是治疗风邪的要穴。风为百病之长，六淫的其他邪气多依附于风而引起疾病，痛风主要病机在风，起分型就有风湿、风寒、风热三种，治风可起到同治诸邪的作用。因此，刺激风市穴有祛风化湿、通经活络的作用，对水肿引起的虚胖也有疗效。

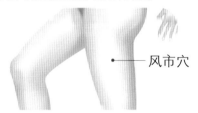

—— 风市穴

【定位】

在大腿外侧部的中线上，当横纹上 7 寸。或直立垂手时，中指尖处。

【主治】

中风半身不遂、下肢痿痹、麻木、遍身瘙痒、脚气。

【功效】

祛风湿，通经络，止痹痛。

日常保健

›› 按摩

用中指指尖按揉风市穴 23 分钟，力度由轻至重再至轻，按摩至局部有

酸胀感为宜，手法连贯。长期坚持，可改善过度肥胖造成的下肢痿痹，腰腿疼痛等症状。

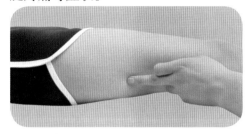

›› 艾灸

手执艾条以点燃的一端对准施灸部位，距离皮肤 1.5 ～ 3 厘米施灸，以感到施灸处温热、舒适为度。每日灸 1 次，每次灸 10 分钟左右，灸至皮肤产生红晕为止。可治疗肥胖症引起的头晕、头痛等病症。

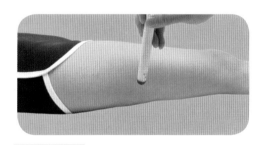

【配伍】

›› 风市+阳陵泉+悬钟

阳陵泉疏肝解郁、强健腰膝；悬钟平肝息风、疏肝益肾。三穴配伍可通经活络，主治过度肥胖引起的下肢痿痹。

›› 风市+风池+曲池+血海

风池平肝息风、通利关窍；曲池清热和营降逆活络；血海健脾化湿。四穴配伍，有祛风化湿的作用，主治虚胖。

梁丘穴
理气和胃通经络

梁丘穴为胃经之郄穴，刺激该穴可调理胃腑气血，使转输运化正常，可谓是治疗胃病的要穴。又因郄穴有救急作用，故能快速有效地缓解因暴饮暴食或过度减肥引起的胃腑急性病症。

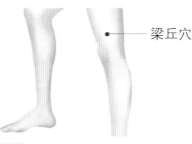

梁丘穴

【定位】

大腿前面，当髂前上棘与髌底外侧端的连线上，髌底上2寸。

【主治】

现代常用于治疗胃痉挛、乳腺炎、膝关节病变等。

【功效】

通经利节，和胃止痛。

日常保健

用拇指指腹按揉梁丘穴约2分钟，以局部出现酸、麻、胀感觉为佳。每天坚持，能够治疗胃痉挛、膝关节痛等病症。

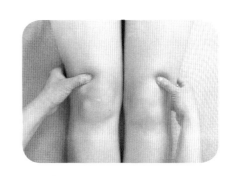

以面刮法刮拭梁丘穴，稍出痧即可，隔天1次，可治疗饮食不当引起的胃痛、胃痉挛、腹泻、腹胀等症状。

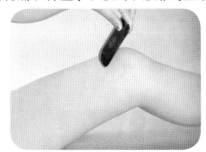

【配伍】

犊鼻通经活络；阳陵泉疏肝解郁；膝阳关祛风湿；阴陵泉健脾利水。五穴配伍，主治体重过重引起的膝关节痛。

足三里生发胃气、燥化脾湿；中脘和胃健脾、降逆利水。三穴配伍，有调理脾胃的作用，可治暴饮暴食造成的胃痛。

三阴交穴
善治妇科又减肥

三阴交穴名意指足部的三条阴经中气血物质在本穴交会。本穴物质有脾经提供的湿热之气，有肝经提供的水湿风气，有肾经提供的寒冷之气，三条阴经气血交会于此，故名三阴交穴。该穴位具有疏肝利胆、强健腰膝、舒筋活络的作用，能够通利湿邪强健腰膝骨节，尤其对妇科病症有良好的治疗效果，小有减肥之效，是让女性青春永驻的首选穴位。

【定位】

在小腿内侧，当足内踝尖上3寸，胫骨内侧缘后方。

——三阴交穴

【主治】

肠鸣腹胀、泄泻；月经不调、带下、阴挺、不孕、滞产；遗精、阳痿、遗尿、疝气；心悸、失眠、高血压病、下肢痿痹、脚气。

【功效】

健脾和胃，调补肝肾，行气活血、疏经通络。

日常保健

按摩

被按摩者仰卧，按摩者用拇指顺时针按揉三阴交穴2分钟，然后逆时针按揉2分钟，力度适中，手法连贯，按揉至局部有胀麻感为宜。每天坚持，能够治疗过度减肥引起的月经不调、腹痛、泄泻等病症。

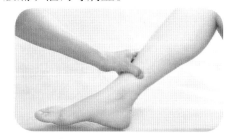

宜采用温和灸。施灸时，将点燃的艾条对准施灸部位，距离皮肤1.5~3厘米熏烤，以感到施灸处温热、舒适为度。每日灸1次，每次灸5~10分钟。可改善水肿、虚胖、痛经、闭经等病症。

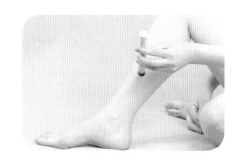

【配伍】

三阴交+中脘+内关+足三里

中脘和胃健脾、降逆利水；内关理气止痛；足三里生发胃气、燥化脾湿。四穴配伍，主治肥胖症并发血栓闭塞型脉管炎。

足三里穴
改善脾胃，赶走虚胖

足三里为足阳明胃经之合穴，是五俞穴之一，"合治内腑"凡六腑之病皆可用之，是一个强壮身心的大穴。传统中医认为，刺激足三里穴有调节机体免疫力、增强抗病能力，保健肾脏和脾胃，对改善脾胃虚弱、消化不良的虚胖患者有较好的效果。

【定位】

该穴位于外膝眼下3寸，距胫骨前嵴1横指，当胫骨前肌上。

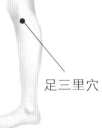

足三里穴

【主治】

急慢性胃肠炎、十二指肠溃疡、胃下垂、痢疾、阑尾炎、肠梗阻、肝炎、高血压、高脂血症、冠心病、心绞痛、风湿热、支气管炎、支气管哮喘、肾炎、肾绞痛、膀胱炎、阳痿、遗精、功能性子宫出血、盆腔炎、休克、失眠等。

【功效】

调理脾胃，补中益气，通经活络，疏风化湿，扶正祛邪。

日常保健

> 按摩

每天用大拇指或中指按压足三里穴一次，每次每穴按压1~3分钟，每分钟按压15~20次，长期坚持，可改善消化不良，下肢水肿等病症。

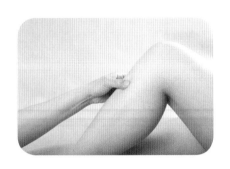

> 艾灸

每周用艾条艾灸足三里穴1~2次，每次灸15~20分钟，艾灸时应让艾条的温度稍高一点，使局部皮肤发红，艾条缓慢沿足三里穴上下移动，以不烧伤局部皮肤为度。坚持2~3个月，能增强体力，解除疲劳，强壮神经，可治疗脾虚湿蕴型肥胖。

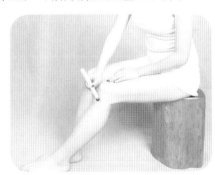

【配伍】

> 足三里+中脘+内关

中脘和胃健脾、降逆利水；内关宁心安神、理气止痛。三穴配伍，有燥化脾湿的作用，主治水肿肥胖。

上巨虚穴
调和肠胃不生病

上巨虚穴属足阳明胃经，大肠之下合穴。中医有"和治内腑"之说，故本穴可以调和肠胃。女性常常受到肥胖问题的困扰，长时间过度减肥令身体产生诸多不适症状，经常刺激本穴，可治疗女性胃肠病症。

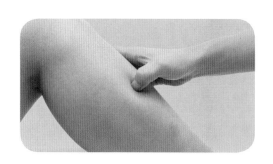

【定位】

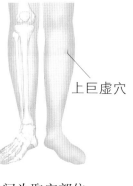

位于小腿前外侧，当犊鼻下6寸，距胫骨前缘一横指（中指）（当犊鼻穴向下，直量两次4横指处，当胫、腓骨之间为取穴部位。

上巨虚穴

【主治】

现代常用于治疗急性细菌性痢疾、急性肠炎、单纯性阑尾炎等。

【功效】

调和肠胃，通经活络。

日常保健

» 按摩

用拇指指腹按揉上巨虚穴约2分钟，以局部出现酸、麻、胀感觉为佳。每天坚持，能够治疗便秘、膝胫酸痛等。

手执艾条以点燃的一端对准施灸部位，距离皮肤1.5～3厘米施灸，以感到施灸处温热、舒适为度。每日灸1次，每次灸10分钟左右，灸至皮肤产生红晕为止。可治疗阑尾炎、胃肠炎、下肢痿痹等病症。

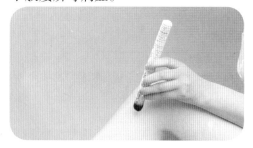

【配伍】

» 上巨虚+足三里+脾俞+胃俞

足三里燥化脾湿；脾俞健脾和胃、利湿升清；胃俞和胃降逆、健脾助运。四穴配伍，可治肥胖症兼肠胃不适。

» 上巨虚+关元

关元固本培元、导赤通淋。两穴配伍，有健脾和胃的作用，可治过度饮食造成的肠胃不适。

公孙穴
调和肝脾促消化

公孙穴属足太阴脾经，为足太阴之络穴，肝木为公，脾土为孙。肝脾不调，则易出现胸胁胀满窜痛、情志抑郁或急躁易怒、腹痛欲泻等症状。刺激该穴可以治疗因肥胖症而过度减肥造成的脾胃和胸腹部等疾病。

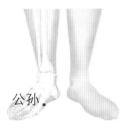

公孙

【定位】

足内侧缘，第1跖骨基底部的前下方凹陷处，当太白后1寸。

【主治】

现代常用于治疗急慢性胃炎、消化道溃疡、急慢性肠炎、神经性呕吐、消化不良、精神分裂症等。

【功效】

扶脾胃，理气机，调血海，和冲脉。

日常保健

用拇指掐按公孙穴100~200次，以局部出现酸、麻、胀感觉为佳。每天坚持，能够治疗腹痛、腹胀、便秘、水肿、胃胀、胃痛等病症。

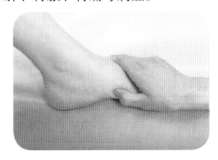

手执艾条以点燃的一端对准施灸部位，距离皮肤1.5~3厘米施灸，以感到施灸处温热、舒适为度。每日灸1次，每次灸10分钟左右，灸至皮肤产生红晕为止。可治疗呕吐、水肿、胃痛等病症。

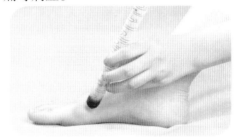

【配伍】

丰隆健脾祛湿；中魁疏通经络；膻中活血通络。四穴配伍，主治过度肥胖引起的呕吐痰涎、眩晕不已。

解溪清胃化痰；中脘降逆利水；足三里燥化脾湿。四穴配伍，主治暴饮暴食引起的饮食停滞、胃脘疼痛。

地机穴

健脾渗湿降血糖

地机穴属足太阴脾经，本穴出现压痛，多提示有胰腺病患，不良饮食习惯，缺乏锻炼，精神紧张等，是导致血糖升高的常见因素。刺激地机穴能促进胰岛素分泌，控制血糖平衡，对改善糖尿病有良好的效果，对改善肥胖症并发糖尿病有良好的效果。

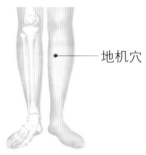

地机穴

【定位】

在小腿内侧，当内踝尖与阴陵泉的连线上，阴陵泉下3寸。

【主治】

腹痛、泄泻、小便不利、水肿、月经不调、痛经、遗精。

【功效】

健脾渗湿，调经止带，调燮胞宫。

日常保健

》按摩

用拇指指腹按揉地机穴100～200次，每天坚持，能调节血糖，并可治

疗泄泻、腹痛等病症。

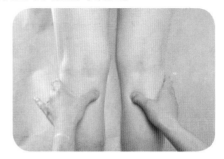

宜用温和灸。施灸时，手执艾条以点燃的一端对准施灸部位，距离皮肤1.5～3厘米，以感到施灸处温热、舒适为度。具有调气血、疏通经络的功效。

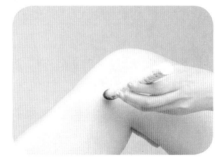

【配伍】

》 地机+血海

血海健脾化湿、调经通血。两穴配伍，有调经通血的作用，主治因过度减肥造成的月经不调。

》 地机+三阴交+公孙

三阴交健脾利湿、补益肝肾；公孙健脾化湿、和胃止痛。三穴配伍，有调理脏腑的作用，可治肥胖症并发糖尿病。

承山穴
舒筋活络治痛痹

承山穴是足太阳膀胱经的常用俞穴之一，所在的位置相当于筋、骨、肉的一个交点，是最直接的受力点，意味承身体之重。体重过重容易出现腰背疼痛，小腿痉挛等症状。刺激承山穴能缓解上述症状，对饮食过度造成的腹胀、腹痛等疾患也有治疗功效。

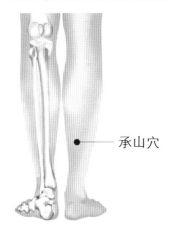

承山穴

【定位】

在小腿后面正中，委中与昆仑之间，当伸直小腿或足跟上提时腓肠肌肌腹下出现尖角凹陷处。

【主治】

痔疾、脚气、便秘、腰腿拘急疼痛。

【功效】

理气止痛，舒筋活络，消痔。

【日常保健】

» 按摩

用拇指按揉或弹拨承山穴 100 ~ 200次，每天坚持，能够治疗腹痛、便秘、小腿疼痛等病症。

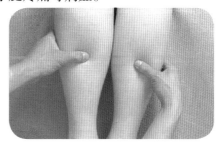

» 艾灸

手执艾条以点燃的一端对准施灸部位，距离皮肤 1.5 ~ 3 厘米施灸，以感到施灸处温热、舒适为度。每日灸 1 ~ 2 次，每次灸 20 分钟左右，灸至皮肤产生红晕为止。具有缓解疲劳、祛除湿气的功效。

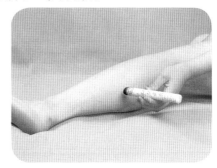

【配伍】

» 承山+大肠俞+秩边

大肠俞理气降逆、调和肠胃；秩边舒经通络。三穴配伍，有调理脏腑的作用，主治饮食不当造成的便秘。

第五章

辨症理疗——
体验传统疗法的神奇

胃肠积热型（结实肥胖）

胃肠积热型肥胖又称结实肥胖，导致这种肥胖主要是因为肌肉发达，而不是脂肪过剩。其表现为胃的消化功能太好，食欲旺盛，吸收又好。此类以青少年及实胖型的壮年人最多。

主要症状

其主要表现失眠、头晕、形体肥胖、多食善饥、口渴善饮、怕热多汗、大便秘结、小便短赤，或兼有腹胀、口苦、口臭、心烦、舌红苔黄、脉滑数。

治疗原则

清热化湿，通腑化滞。对于胃肠积热型肥胖症引起的各种不适只要食用以下的食物、药物，对症理疗就可缓解。

调理药材

半夏、陈皮、甘草、大黄、丹参、山楂、川芎、枸杞子。

以上药材可燥化脾湿，活血化瘀，对肥胖症患者有一定的辅助食疗作用。

调理食材

梨、苹果、苦瓜、空心菜、包菜、芹菜、莴苣、马齿苋、竹笋、白菜、莲藕、枇杷。

以上食材含丰富的膳食纤维，可促进肠道蠕动，防止便秘。

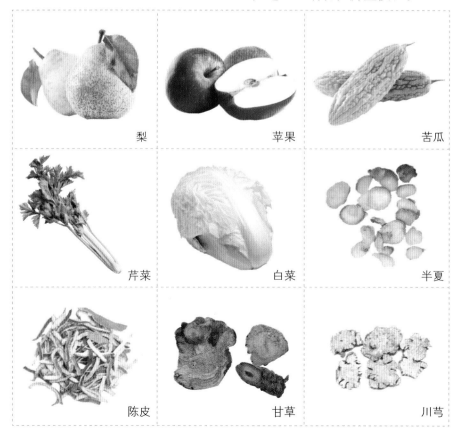

梨	苹果	苦瓜
芹菜	白菜	半夏
陈皮	甘草	川芎

按摩疗法

按揉中脘穴

【定位】该穴位于上腹部，前正中线上，当脐中上 4 寸。

【按摩方法】用中指指腹按压中脘穴约 30 秒，然后按顺时针方向按揉约 2 分钟，以局部出现酸、麻、胀感觉为佳。

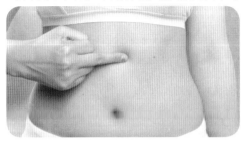

掐揉合谷穴

【定位】该穴位于第 1、第 2 掌骨间，当第 2 掌骨桡侧的中点处。

【按摩方法】大拇指垂直往下按，做一紧一按一揉一松的按压，按压的力量要慢慢加强，频率约为每分钟 30 次左右，按压穴位时以出现酸、麻、胀感觉为佳。

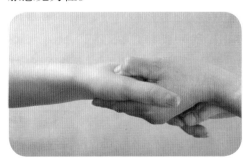

按揉足三里穴

【定位】该穴位于外膝眼下 3 寸，距胫骨前嵴 1 横指，当胫骨前肌上。

【按摩方法】用拇指按顺时针方向按揉足三里穴约 2 分钟，然后按逆时针方向按揉约 2 分钟，以局部出现酸、麻、胀感觉为佳。

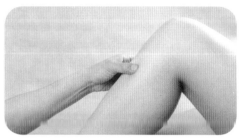

按揉丰隆穴

【定位】该穴位于小腿前外侧，外踝尖上 8 寸，条口穴外，距胫骨前缘二横指（中指）。

【按摩方法】用拇指指面着力于丰隆穴之上，垂直用力，向下按压，按而揉之，产生酸、麻、胀、痛、热和走窜等感觉。每次每穴按压 5 ～ 10 分钟。每日 1 次。

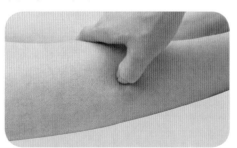

专家解析

中脘可降逆利水，合谷通经活络，足三里燥化脾湿，配合可祛痰化湿的丰隆，坚持按摩治疗，可有效改善怕热多汗、形体肥胖等症状。

刮痧疗法

刮拭天枢穴

【定位】该穴位于腹中部，平脐中，距脐中 2 寸。

【刮拭】以面刮法从上向下刮拭腹部天枢穴。

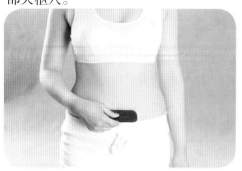

刮拭合谷穴

【定位】该穴位于第 1、第 2 掌骨间，当第 2 掌骨桡侧的中点处。

【刮拭】用平面按揉法按揉手背合谷穴。

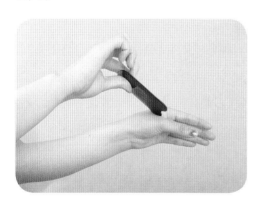

刮拭胃俞穴

【定位】该穴位于背部，当第 12 胸椎棘突下，旁开 1.5 寸。

【刮拭】以面刮法刮拭胃俞穴。

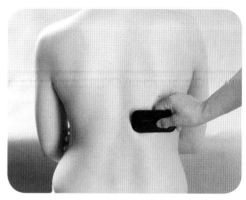

刮拭大肠俞穴

【定位】该穴位于腰部，当第 4 腰椎棘突下，旁开 1.5 寸。

【刮拭】用面刮法刮拭背部大肠俞穴。

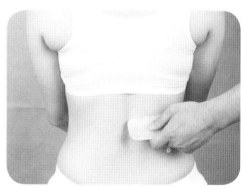

专家解析

　　天枢和胃俞可调理肠胃，合谷可通经活络，配合可理气降逆的大肠俞，可有效辅助治疗肥胖症。

艾灸疗法

灸水分穴

【定位】该穴位于上腹部，前正中线上，当脐中上 1 寸。

【施灸方法】将点燃的艾条对准施灸部位，距离皮肤 1.5 ~ 3 厘米，以使患者感到施灸处温热、舒适为度。每日灸 1 次，每次灸 5 ~ 10 分钟，灸至皮肤产生红晕为止。

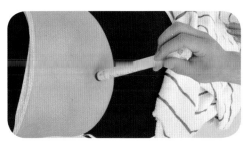

灸大横穴

【定位】该穴位于腹中部，距脐中 4 寸。

【施灸方法】将点燃的艾条对准施灸部位，距离皮肤 1.5 ~ 3 厘米，以使患者感到施灸处温热、舒适为度。

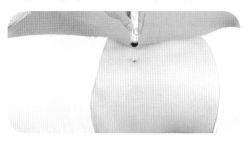

灸合谷穴

【定位】该穴位于第 1、第 2 掌骨间，当第 2 掌骨桡侧的中点处。

【施灸方法】手执艾条以点燃的一端对准施灸部位，距离皮肤 1.5 ~ 3 厘米，以感到施灸处温热、舒适为度。

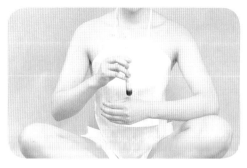

灸丰隆穴

【定位】该穴位于小腿前外侧，外踝尖上 8 寸，条口穴外，距胫骨前缘二横指（中指）。

【施灸方法】手执艾条以点燃的一端对准施灸部位，距离皮肤 1.5 ~ 3 厘米，以感到施灸处温热、舒适为度。

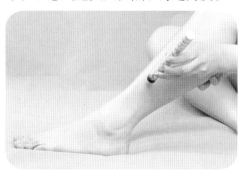

专家解析

水分专治脾虚水肿，大横可清油脂、理大肠，合谷可通经活络，丰隆可祛痰化湿，四穴合用，可有效缓解多食善饥、痰湿怕热等症状。

拔罐疗法

拔罐期门穴

【定位】该穴位于第6肋间隙，正对着乳头。

【拔罐】将罐吸拔在期门穴上，留罐10～15分钟左右。

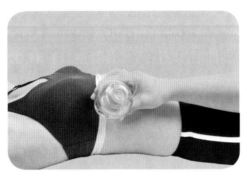

拔罐肺俞穴

【定位】该穴位于背部，当第3胸椎棘突下，旁开1.5寸。

【拔罐】先让患者取俯卧位，暴露出背部，然后将罐吸拔在肾俞穴上。

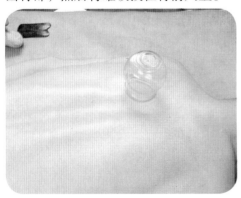

拔罐太冲穴

【定位】该穴位于足背侧，当第1跖骨间隙的后方凹陷处。

【拔罐】把罐吸拔在太冲穴上，留罐10～15分钟。起罐后，要对穴位处皮肤进行消毒。

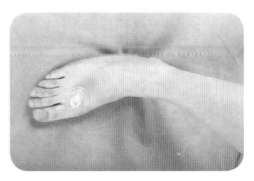

拔罐心俞穴

【定位】该穴位于背部，当第5胸椎棘突下，旁开1.5寸。

【拔罐】在患病部位涂上凡士林。选择取大小适宜的罐具，把罐吸拔在心俞穴上，留罐5～10分钟。每日1次。

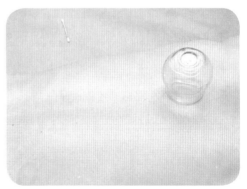

专家解析

　　期门可养肝排毒，肺俞可理气活血，太冲可清利下焦，配合可宽胸理气的心俞，既可美容，又能瘦身。

肝郁气滞型（腰腹肥胖）

肥胖的发生与遗传，神经系统，饮食生活习惯，能量代谢失常有关。肝郁气滞不会直接导致肥胖，当人体脏腑、阴阳失调，气血津液运化失调形成痰湿时，也就是常说的痰湿体质，会导致腹部肥满松软，面部油脂较多，平时身重疲倦，喜欢甜食，大便不实小便少。肥人多湿，瘦人多火的缘故。

主要症状

其主要表现型体肥胖，情志抑郁，心烦易怒，失眠多梦，口苦咽干，妇女月经不调，量少或闭经，经前乳房胀痛，舌边尖红，苔薄黄，脉弦。

治疗原则

疏肝理气，活血化瘀。对于肝郁气滞型肥胖症引起的各种不适，只要食用以下的食物、药物，对症理疗就可缓解。

调理食材

菠菜、茄子、白萝卜、白菜、冬瓜、佛手瓜、橙子、橘子、醋、高粱、刀豆、荞麦。

以上食材低脂肪低热量，还可消除脂肪，降低身体对脂肪的吸收，可有效控制体重。

调理药材

山楂、丹参、红枣、当归、茯苓、柴胡、枸杞子、黄芪。

以上药材可除脂肪，利尿消肿，通肠润便，非常适合肥胖患者食用。

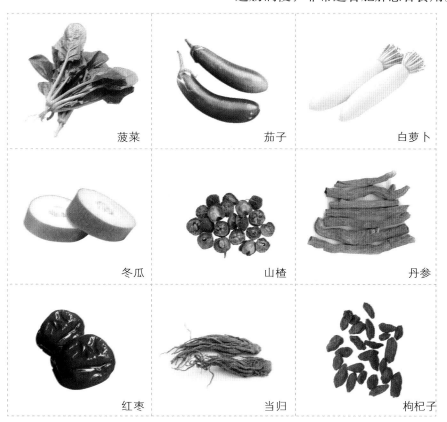

菠菜　　　　　茄子　　　　　白萝卜

冬瓜　　　　　山楂　　　　　丹参

红枣　　　　　当归　　　　　枸杞子

按摩疗法

指推膻中穴

【定位】该穴位于胸部，前正中线上，两乳头连线的中点。

【按摩方法】用中指或拇指自下而下推膻中穴约2分钟，以局部出现酸、麻、胀感觉为佳。

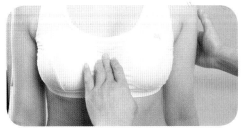

按揉期门穴

【定位】该穴位于第6肋间隙，正对着乳头。

【按摩方法】用手指缓缓按摩期门穴，按摩3～5秒钟之后吐气，吐气时放手，吸气时再刺激穴道，如此反复，有酸麻的感觉才见效。可中间三个指头并起来，以加大按摩面积。

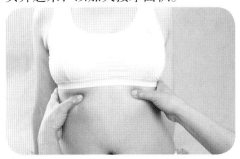

点按太冲穴

【定位】该穴位于足背侧，第1、2趾跖骨连接部位中。

【按摩方法】用拇指点按太冲穴大约30秒，按顺时针方向按揉约1分钟，然后按逆时针方向按揉约1分钟，以局部出现酸、麻、胀感为佳。

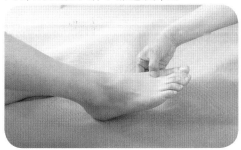

按揉肝俞穴

【定位】该穴位于背部，当第9胸椎棘突下，旁开1.5寸。

【按摩方法】用两手拇指指腹按顺时针方向按揉肝俞穴约2分钟，然后按逆时针方向按揉约2分钟，以局部出现酸、麻、胀感觉为佳。

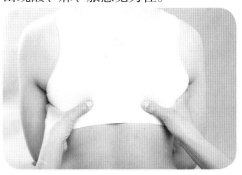

专家解析

　　膻中可活血通络，期门可养肝排毒，太冲可疏肝养血，配合可疏肝利胆的肝俞，可有效调理体内"气"的运行，防治肝郁气滞型肥胖。

刮痧疗法

刮拭期门穴

【定位】该穴位于当乳头直下，第6肋间隙，前正中线旁开4寸。

【刮拭】用面刮法从里向外刮拭期门穴，力度适中，可不出痧。

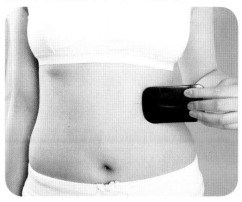

刮拭太冲穴

【定位】该穴位于足背侧，当第1跖骨间隙的后方凹陷处。

【刮拭】用垂直按揉法按揉太冲穴。

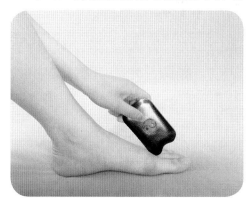

刮拭心俞穴

【定位】该穴位于背部，当第5胸椎棘突下，旁开1.5寸。

【刮拭】用面刮法刮拭背部心俞穴，力度略重，以皮肤出痧为止。

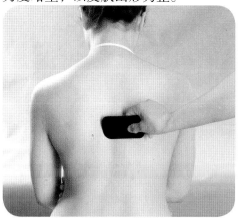

刮拭肝俞穴

【定位】该穴位于背部，当第9胸椎棘突下，旁开1.5寸。

【刮拭】用面刮法从上向下刮拭背部双侧肝俞穴，以皮肤潮红出痧为度。

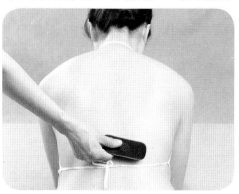

专家解析

期门可养肝排毒，太冲可疏肝养血，心俞可宽胸理气，配合可疏肝利胆的肝俞，可改善月经不调、情志抑郁等症。

艾灸疗法

灸期门穴

【定位】该穴位于第 6 肋间隙，正对着乳头。

【施灸方法】点燃艾条对准施灸部位，距离皮肤 1.5 ~ 3 厘米，以感到施灸处温热、舒适为度，每次灸 10 ~ 20 分钟。

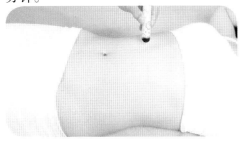

灸关元穴

【定位】该穴位于脐中下 3 寸，腹中线上，仰卧取穴。

【施灸方法】手执艾条以点燃的一端对准施灸部位，距离皮肤 1.5 ~ 3 厘米，左右方向平行往复或反复旋转施灸，以感到施灸处温热、舒适为度。

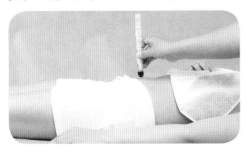

灸足三里穴

【定位】该穴位于外膝眼下 3 寸，距胫骨前嵴 1 横指，当胫骨前肌上。

【施灸方法】点燃艾条对准施灸部位，距离皮肤 1.5 ~ 3 厘米，以感到施灸处温热、舒适为度。每次灸 10 ~ 15 分钟，灸至皮肤产生红晕为止。

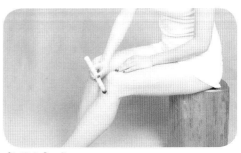

灸肝俞穴

【定位】该穴位于背部，当第 9 胸椎棘突下，旁开 1.5 寸。

【施灸方法】手执艾条以点燃的一端对准施灸部位，距离皮肤 1.5 ~ 3 厘米，以感到施灸处温热、舒适为度，每次灸 10 ~ 20 分钟，灸至皮肤产生红晕为止。

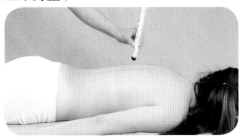

专家解析

期门可养肝排毒，关元可导赤通淋，足三里可燥化脾湿，配合可疏肝利胆的肝俞，瘦身又养颜。

脾虚湿蕴型（浮肿肥胖）

脾对食物的消化和吸收起着十分重要的作用，当胃肠道平滑肌出现问题，蠕动变慢，食物在胃肠道中进行消化的速度减慢，易于滞留，消化液分泌减少，对食物的分解能力降低，消化功能下降，从而造成脾虚，因此造成肥胖。

主要症状

其主要表现为体态肥胖症浮肿，面色萎黄，疲乏无力，肢体困重。脘腹不适，纳食不香，大便溏薄、白带清稀、舌淡胖苔薄腻，脉沉细。

调理食材

白萝卜、海带、金针菇、芹菜、冬瓜、绿豆芽、黄豆芽、豌豆、蚕豆、绿豆、赤小豆、玉米。

以上食材富含膳食纤维，低脂低热，利尿消肿，可有效防止肥胖，适合减肥期间食用。

调理药材

人参、当归、红花、甘草、白术、茯苓、蒲公英、赤芍。

以上药材可利尿消肿，降血脂，适当使用能有效辅助减肥。

选方

七味白术散（《六科准绳》）合防己黄芪汤（《金匮要略》）加减。

药物：炒白术 12 克、白茯苓 15 克、党参 12 克、炙甘草 9 克、木香 10 克（后下）、桂枝 10 克、葛根 15 克、厚朴 9 克、薏仁 30 克、砂仁 6 克（后下）、黄芪 30 克、泽泻 10 克、法半夏 12 克、防杞 15 克。

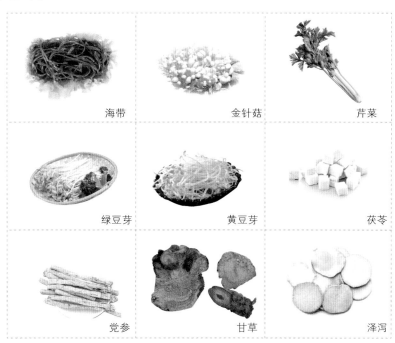

海带	金针菇	芹菜
绿豆芽	黄豆芽	茯苓
党参	甘草	泽泻

按摩疗法

按揉水分穴

【定位】该穴位于上腹部，前正中线上，当脐中上1寸。

【按摩方法】用拇指指腹轻轻按揉水分穴约2分钟，以局部出现酸、麻、胀感觉为佳。

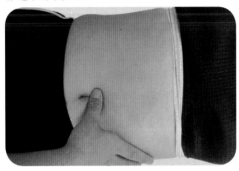

按揉气海穴

【定位】该穴位于下腹部，前正中线上，当脐中下1.5寸。

【按摩方法】用拇指指腹按压气海穴约30秒，然后按顺时针方向按揉约2分钟，以局部出现酸、麻、胀感觉为佳。

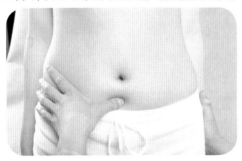

按揉中都穴

【定位】该穴位于小腿内侧，当足内踝尖上7寸，胫骨内侧面的中央，胫骨后缘处。

【按摩方法】用拇指指腹推按压中都穴约30秒，然后按顺时针方向按揉约2分钟，以局部出现酸、麻、胀感觉为佳。

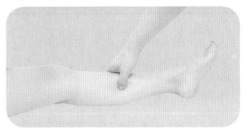

按揉脾俞穴

【定位】该穴位于背部，当第11胸椎棘突下，旁开1.5寸。

【按摩方法】两手拇指按在脾俞穴上，其余四指附着在肋骨上，按揉约2分钟；或捏空拳揉擦脾俞穴30～50次，擦至局部有热感为佳。

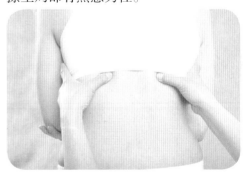

专家解析

水分可治水肿，气海可治大便不通，中都可疏肝理气，配合可和胃降逆的脾俞，可有效改善脘腹不适、大便溏薄等症。

刮痧疗法

刮拭气海穴

【定位】该穴位于下腹部，前正中线上，当脐中下 1.5 寸。

【刮拭】用面刮法刮拭腹部气海穴，力度由轻至重，以皮肤潮红发热为度。

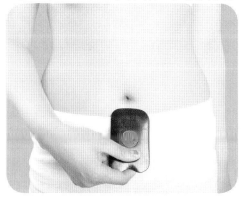

刮拭肾俞穴

【定位】该穴位于腰部，当第 2 腰椎棘突下，旁开 1.5 寸。

【刮拭】以面刮法从上向下刮拭肾俞穴，由上至下，以出痧为度。

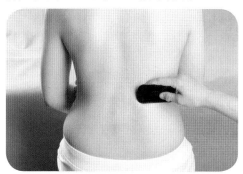

刮拭脾俞穴

【定位】该穴位于背部，当第 11 胸椎棘突下，旁开 1.5 寸。

【刮拭】以面刮法刮拭脾俞穴，以皮肤出痧为度。

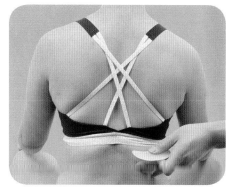

刮拭涌泉穴

【定位】该穴位于足前部凹陷处第 2、3 趾趾缝纹头端与足跟连线的前 1/3 处。

【刮拭】以单角刮法刮拭足底涌泉穴，力度适中，可不出痧。

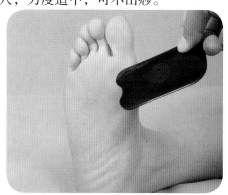

专家解析

气海可治大便不通，肾俞和涌泉治排尿不利、水肿，脾俞利湿升清，四穴合用，坚持刮痧治疗，可有效治疗肥胖症。

艾灸疗法

灸水分穴

【定位】该穴位于上腹部，前正中线上，当脐中上1寸。

【施灸方法】将点燃的艾条对准施灸部位，距离皮肤1.5～3厘米，以使患者感到施灸处温热、舒适为度。每日灸1次，每次灸5～10分钟，灸至皮肤产生红晕为止。

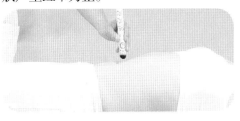

灸阴陵泉穴

【定位】该穴位于小腿内侧，当胫骨内侧髁后下方凹陷处。

【施灸方法】手执艾条以点燃的一端对准施灸部位，距离皮肤1.5～3厘米，以感到施灸处温热、舒适为度，每次灸3～15分钟，灸至皮肤产生红晕为止。

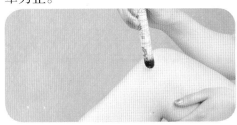

灸阴谷穴

【定位】该穴位于腘窝内侧，屈膝时，当半腱肌肌腱与半膜肌肌腱之间。

【施灸方法】将点燃的艾条对准施灸部位，距离皮肤1.5～3厘米，以使患者感到施灸处温热、舒适为度。每日灸1次，每次灸5～10分钟。

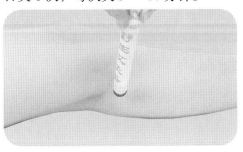

灸脾俞穴

【定位】该穴位于背部，当第11胸椎棘突下，旁开1.5寸。

【施灸方法】手执艾条以点燃的一端对准施灸部位，距离皮肤1.5～3厘米，以感到施灸处温热、舒适为度。

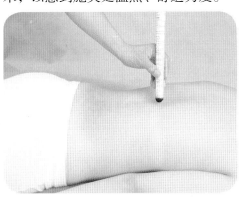

专家解析

水分治水肿，阴陵泉可健脾肾、利水湿，阴谷可通经益肾，脾俞可利湿升清，四穴合用可增强人体抵抗力，调理消化功能。

拔罐疗法

拔罐天枢穴

【定位】该穴位于腹中部，距脐中2寸。

【拔罐】让患者取仰卧位，将罐吸拔在天枢穴上，留罐10分钟，至罐内皮肤充血为度。

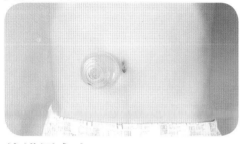

拔罐胃俞穴

【定位】该穴位于背部，当第12胸椎棘突下，旁开1.5寸。

【拔罐】先让患者取俯卧位，暴露出背部，然后将罐吸拔在胃俞穴上。拔罐过程中，注意保暖。每次拔罐可选择背部一侧的穴位，下次可选择另一侧。

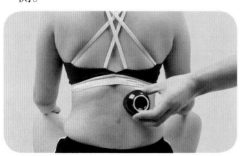

拔罐足三里穴

【定位】该穴位于外膝眼下3寸，距胫骨前嵴1横指，当胫骨前肌上。

【拔罐】把罐吸拔在穴位上，留罐10～20分钟，至皮肤出现潮红或瘀血再起罐。起罐后，要用消毒棉球擦去瘀血，再用酒精进行消毒，以免感染。

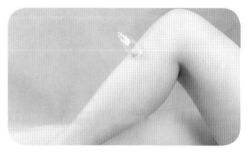

拔罐涌泉穴

【定位】该穴位于足底(去趾)前1/3与2/3交界处，足趾跖屈时呈凹陷。

【拔罐】把罐吸拔在穴位上，留罐10～20分钟，至皮肤出现潮红或瘀血再起罐。起罐后，要用消毒棉球擦去瘀血，再用酒精进行消毒，以免感染。

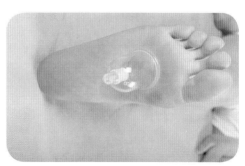

专家解析

　　天枢可调理肠胃治便秘，胃俞可和胃降逆，足三里可燥化脾湿，涌泉治排尿不利，四穴合用，可辅助治疗肥胖症。

阴虚内热型（壮实肥胖）

此类型肥胖多为年轻白领。这类人应酬多、饮食油腻、工作压力大，造成体内热量过剩，容易饥饿，情绪烦躁，尿液偏黄，经常便秘，以至于影响了体内新陈代谢能力，加上油腻食物堆积，容易在体内形成脂肪堆积。

主要症状

其主要表现体态肥胖、头昏、头胀、头痛、易汗、腹酸腿软、下肢浮肿、食欲不振、气短懒言、疲乏无力、五心烦热、大便稀溏、舌淡胖苔白、脉细数、微弦。

治疗原则

滋阴补肾。对于阴虚内热型肥胖症引起的各种不适只要食用以下的食物、药物，对症理疗可缓解。

调理食材

梨、黑木耳、银耳、黑芝麻、鸭蛋、黑豆、瘦猪肉、猪肾、鸭肉、海蜇、海参、甲鱼。

以上食材低脂低热，营养丰富，味色齐全，可改善食欲不振、脾疲乏无力等症。

调理药材

百合、阿胶、青蒿、知母、生地黄、陈皮、桑椹、枸杞子。

以上药材可健脾、降脂、消肿、通便，可缓解下肢水肿、食欲不振等症状。

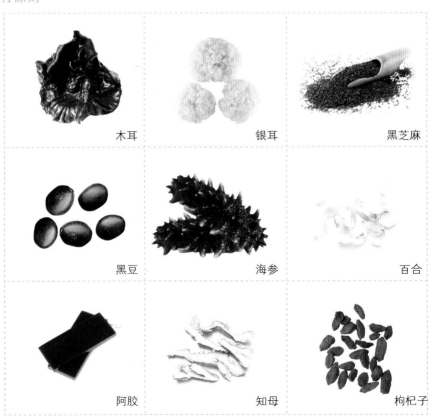

木耳　　　　银耳　　　　黑芝麻

黑豆　　　　海参　　　　百合

阿胶　　　　知母　　　　枸杞子

按摩疗法

按揉曲池穴

【定位】该穴位于肘横纹外侧端，屈肘时当尺泽与肱骨外上髁连线中点。

【按摩方法】用拇指按顺时针方向按揉曲池穴约 2 分钟，然后按逆时针方向按揉约 2 分钟，左右手交替进行，以局部出现酸、麻、胀感为佳。

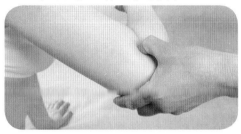

掐揉内庭穴

【定位】该穴位于足背，当第 2、第 3 趾间，趾蹼缘后方赤白肉际处。

【按摩方法】按压时，以一侧拇指的指端按住此穴，稍用力按压，以酸胀感为宜，每侧 1 分钟，共 2 分钟，每天坚持按摩。

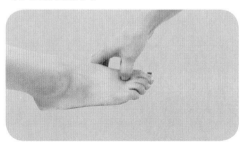

按揉丰隆穴

【定位】该穴位于小腿前外侧，外踝尖上 8 寸，条口穴外，距胫骨前缘二横指（中指）。

【按摩方法】用拇指指面着力于丰隆穴之上，垂直用力，向下按压，按而揉之，如此反复操作数次，左右交替。每次每穴按压 5 ~ 10 分钟。每日 1 次。

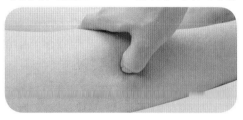

按揉三阴交穴

【定位】该穴位于小腿内侧，当足内踝尖上 3 寸，胫骨内侧缘后方。

【按摩方法】用拇指按顺时针方向按揉三阴交穴约 2 分钟，然后按逆时针方向按揉约 2 分钟，以局部出现酸、麻、胀感觉为佳。

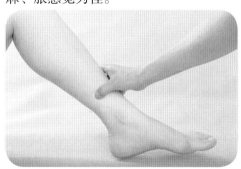

专家解析

曲池可清热解表，内庭可清热解毒，丰隆可健脾祛湿、化痰，配合可补益肝肾的三阴交，能促进能量代谢和脂肪的分解，最终达到减肥的目的。

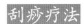

刮痧疗法

刮拭支沟穴

【定位】该穴位于前臂背侧，当阳池穴与肘尖的连线上，腕背横纹上3寸，尺骨与桡骨之间。

【刮拭】用面刮法从上向下刮拭上肢支沟穴3～5分钟。

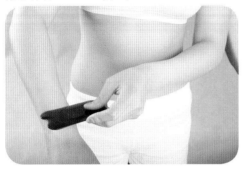

刮拭足三里穴

【定位】该穴位于外膝眼下3寸，距胫骨前嵴1横指，当胫骨前肌上。

【刮拭】用面板法从上向下刮拭足三里穴，力度适中，以局部皮肤潮红出痧为度。

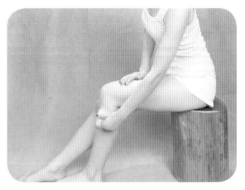

刮拭内庭穴

【定位】该穴位于足背，当第2、第3趾间，趾蹼缘后方赤白肉际处。

【刮拭】以垂直按揉法按揉内庭穴，以出痧为度。

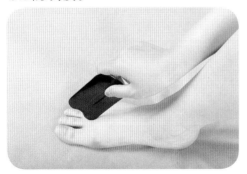

刮拭照海穴

【定位】该穴位于足内侧，内踝尖下方凹陷处。

【刮拭】用平面按揉法刮拭照海穴，至皮肤发红、出痧为止。

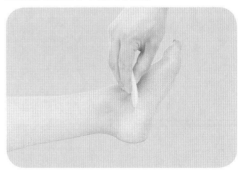

专家解析

支沟可清理三焦，内庭可清热解毒，足三里可燥化脾湿，照海可滋阴清热，四穴合用，可强身健体，降脂瘦身。

艾灸疗法

灸气海穴

【定位】该穴位于下腹部，前正中线上，当脐中下 1.5 寸。

【施灸方法】手执艾条以点燃的一端对准施灸部位，距离皮肤 1.5 ~ 3 厘米，以感到施灸处温热、舒适为度。每日灸 1 次，每次灸 3 ~ 15 分钟。

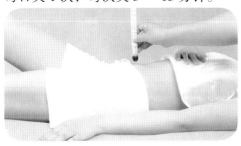

灸阳陵泉穴

【定位】该穴位于小腿外侧，当腓骨头前下方凹陷处。

【施灸方法】手执艾条以点燃的一端对准施灸部位，距离皮肤 1.5 ~ 3 厘米施灸，以感到施灸处温热、舒适为度。每日灸 1 次，每次灸 10 分钟。

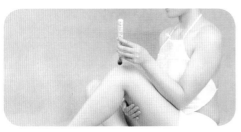

灸照海穴

【定位】该穴位于足内侧，内踝尖下方凹陷处。

【施灸方法】手执艾条以点燃的一端对准施灸部位，距离皮肤 1.5 ~ 3 厘米施灸，以感到施灸处温热、舒适为度。每次灸 10 分钟。

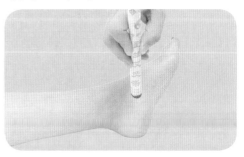

灸申脉穴

【定位】该穴位于足外侧，脚外踝中央下端 1 厘米凹处。

【施灸方法】手执艾条以点燃的一端对准施灸部位，距离皮肤 1.5 ~ 3 厘米施灸，以感到施灸处温热、舒适为度。每次灸 10 分钟。

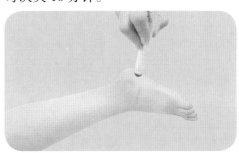

专家解析

气海专治大便不通，阳陵泉可强健腰膝，照海可滋阴清热，申脉可利节通脉，四穴合用可治疗阴虚内热型肥胖。

脾肾两虚型（重度肥胖）

脾是重要的储藏血液的器官和最大的淋巴器官，而且肾和激素分泌有关，一旦脾肾失调，新陈代谢会变得缓慢，从而发胖，此类肥胖患者经常伴有高血压、退化性关节炎等病，以更年期妇女或中老年人居多。

主要症状

其主要表现体态肥胖、多食易饥、口干汗出、疲乏无力、心悸气短、头晕耳鸣、手足心热、舌红苔少、脉细弱无力。

治疗原则

温阳化气利水。对于脾肾两虚型肥胖症引起的各种不适只要食用以下食物、药物，对症理疗就可缓解。

调理食材

牛奶、芝麻、豆角、淡菜、山药、干贝、羊肉、猪肾、鲈鱼、刀豆、糙米。

以上食材可以补气活血、加快新陈代谢，从而改善脾虚肾虚症状。

调理药材

枸杞子、何首乌、海马、芡实、杜仲、桑椹、锁阳、冬虫夏草。

以上药材可调控脂肪吸收，防便秘，有效改善体态肥胖、多食易饥的症状。

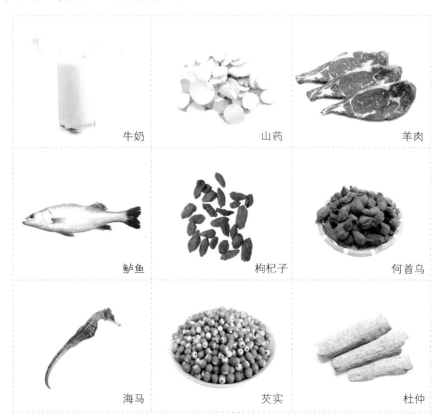

牛奶　　　　　　山药　　　　　　羊肉

鲈鱼　　　　　　枸杞子　　　　　何首乌

海马　　　　　　芡实　　　　　　杜仲

按摩疗法

按揉中脘穴

【定位】该穴位于上腹部，前正中线上，当脐中上4寸。

【按摩方法】用中指指腹按压中脘穴约30秒，然后按顺时针方向按揉约2分钟，以局部出现酸、麻、胀感觉为佳。

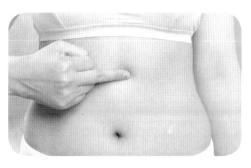

揉按上巨虚穴

【定位】该穴位于小腿前外侧，当犊鼻下6寸，距胫骨前缘一横指（中指）。

【按摩方法】用拇指指腹按压上巨虚穴约30秒，然后按顺时针方向按揉约2分钟，以局部出现酸、麻、胀感觉为佳。

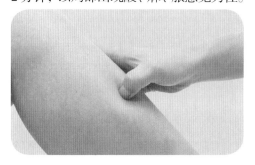

按揉足三里穴

【定位】该穴位于外膝眼下3寸，距胫骨前嵴1横指，当胫骨前肌上。

【按摩方法】用拇指按顺时针方向按揉足三里穴约2分钟，然后按逆时针方向按揉约2分钟，以局部出现酸、麻、胀感觉为佳。

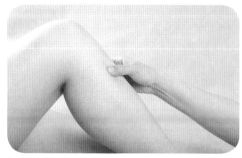

按揉脾俞穴

【定位】该穴位于背部，当第11胸椎棘突下，旁开1.5寸。

【按摩方法】用两手拇指按在脾俞穴上，其余四指附着在肋骨上，按揉约2分钟；或捏空拳揉擦脾俞穴30～50次，擦至局部有热感为佳。

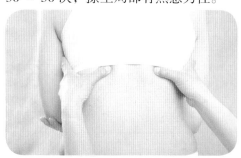

专家解析

中脘降逆利尿，上巨虚通经活络治便秘，足三里可燥化脾湿，配合利湿升清的脾俞，可有效改善下肢水肿、肥胖等症。

刮痧疗法

刮拭气海穴

【定位】该穴位于下腹部，前正中线上，当脐中下 1.5 寸。

【刮拭】用面刮法刮拭腹部气海穴，力度由轻至重，以皮肤潮红发热为度。

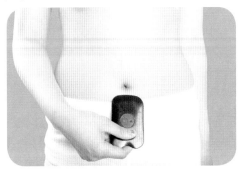

刮拭足三里穴

【定位】该穴位于外膝眼下 3 寸，距胫骨前嵴 1 横指，当胫骨前肌上。

【刮拭】用面板法从上向下刮拭足三里穴，力度适中，以局部皮肤潮红出痧为度。

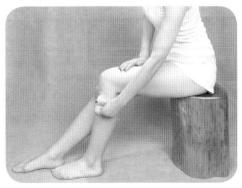

刮拭脾俞穴

【定位】该穴位于背部，当第 11 胸椎棘突下，旁开 1.5 寸。

【刮拭】以面刮法刮拭脾俞穴，以皮肤出痧为度。

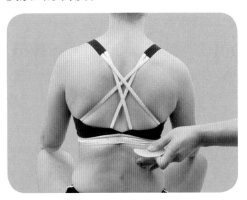

刮拭肾俞穴

【定位】该穴位于腰部，当第 2 腰椎棘突下，旁开 1.5 寸。

【刮拭】以面刮法从上向下刮拭肾俞穴，由上至下，以出痧为度。

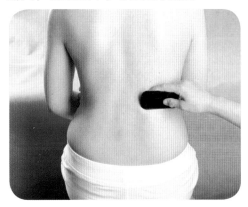

专家解析

　　气海可益阳助阳，脾俞可利湿升清，足三里可燥化脾湿，配合能治排尿不利、水肿的肾俞，可辅助治疗脾肾两虚型肥胖。

艾灸疗法

灸中脘穴

【定位】该穴位于上腹部，前正中线上，当脐中上 4 寸。

【施灸方法】将点燃的艾条对准儿童的施灸部位，距离皮肤 1.5 ～ 3 厘米，左右方向平行往复或反复旋转施灸。每次灸 10 ～ 15 分钟。

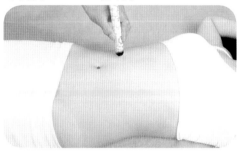

灸合谷穴

【定位】该穴位于第 1、第 2 掌骨间，当第 2 掌骨桡侧的中点处。

【施灸方法】手执艾条以点燃的一端对准施灸部位，距离皮肤 1.5 ～ 3 厘米，以感到施灸处温热、舒适为度。

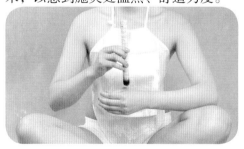

灸脾俞穴

【定位】该穴位于背部，当第 11 胸椎棘突下，旁开 1.5 寸。

【施灸方法】手执艾条以点燃的一端对准施灸部位，距离皮肤 1.5 ～ 3 厘米，以感到施灸处温热、舒适为度。

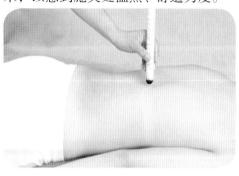

灸肾俞穴

【定位】该穴位于腰部，当第 2 腰椎棘突下，旁开 1.5 寸。

【施灸方法】手执艾条以点燃的一端对准施灸部位，距离皮肤 1.5 ～ 3 厘米，以感到施灸处温热、舒适为度。

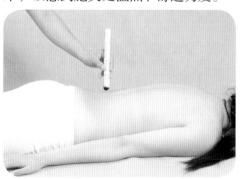

专家解析

中脘降逆利尿，合谷可通经活络，脾俞可利湿升清，配合可治排尿不利、水肿的肾俞，可辅助改善脾肾两虚型肥胖所致的临床症状。

拔罐疗法

拔罐天枢穴

【定位】该穴位于腹中部，距脐中2寸。

【拔罐】让患者取仰卧位，将罐吸拔在天枢穴上，留罐10分钟，至罐内皮肤充血为度。

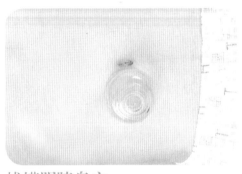

拔罐阴陵泉穴

【定位】该穴位于小腿内侧，当胫骨内侧髁后下方凹陷处。

【拔罐】把罐吸拔在阴陵泉穴位上，留罐10分钟，以局部皮肤有酸胀痛感为佳。

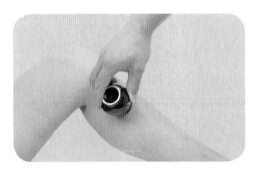

拔罐脾俞穴

【定位】该穴位于背部，当第11胸椎棘突下，旁开1.5寸。

【拔罐】让患者取俯卧位，把罐吸拔在脾俞穴上，留罐10～15分钟。

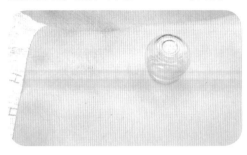

拔罐肾俞穴

【定位】该穴位于腰部，当第2腰椎棘突下，旁开1.5寸。

【拔罐】把罐吸拔在肾俞穴上，留罐10～15分钟,注意观察罐皮肤变化，以皮肤充血为度。起罐后，要对皮肤进行消毒处理，以免皮肤感染。

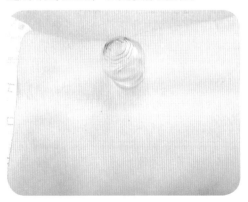

专家解析

天枢可调理肠胃防便秘，阴陵泉可清脾理热，脾俞可利湿升清，配合可治排尿不利、水肿的肾俞，长期坚持拔罐治疗，可瘦身塑体。